右江民族医学院

U0623175

临床实践教育
教学改革探索

主　审　姚金光　李雪斌
主　编　韦忠恒　黄秀峰　文建军　卢冠铭

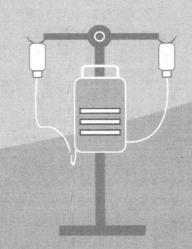

重庆大学出版社

图书在版编目（CIP）数据

临床实践教育教学改革探索／韦忠恒等主编
． -- 重庆：重庆大学出版社，2022.6
ISBN 978-7-5689-2669-0

Ⅰ．①临… Ⅱ．①韦… ②黄… Ⅲ．①医学教育—教
学改革—研究 Ⅳ．①R-4

中国版本图书馆 CIP 数据核字(2021)第 077135 号

临床实践教育教学改革探索
LINCHUANG SHIJIAN JIAOYU JIAOXUE GAIGE TANSUO

主 审 姚金光 李雪斌
主 编 韦忠恒 黄秀峰 文建军 卢冠铭
策划编辑：袁文华
责任编辑：谢 芳 版式设计：袁文华
责任校对：王 倩 责任印制：赵 晟

*

重庆大学出版社出版发行
出版人：饶帮华
社址：重庆市沙坪坝区大学城西路 21 号
邮编：401331
电话：(023) 88617190 88617185(中小学)
传真：(023) 88617186 88617166
网址：http://www.cqup.com.cn
邮箱：fxk@ cqup.com.cn（营销中心）
全国新华书店经销
POD：重庆新生代彩印技术有限公司

*

开本：787mm×1092mm 1/16 印张：13.5 字数：222 千
2022 年 6 月第 1 版 2022 年 6 月第 1 次印刷
ISBN 978-7-5689-2669-0 定价：58.00 元

本书如有印刷、装订等质量问题，本社负责调换
版权所有，请勿擅自翻印和用本书
制作各类出版物及配套用书，违者必究

编委会

主　审　姚金光　李雪斌

主　编　韦忠恒　黄秀峰　文建军　卢冠铭

副主编　韦建琨　韦佩妍　何　平　陆云地
　　　　　李凤玲　廖明华　尹毅霞　梁凯芬

参　编（排名不分先后）
　　　　　包艳妮　姝翠卿　邓广平　段科丽
　　　　　甘业静　葛　静　黄鹂贞　黄彩艳
　　　　　黄锦欢　季冬莲　柯斯奇　李红蓓
　　　　　李凌玉　李春燕　李　清　刘壮丽
　　　　　陆　丹　陆素陶　卢　琳　罗江丽
　　　　　林　红　林素珍　梁小翠　梁胜珍
　　　　　梁　健　梁颖珍　赖军华　雷庆玲
　　　　　廖天保　莫　寒　莫雄革　蒙廖霞
　　　　　覃美凤　覃莹莹　沈彩红　唐琳芳
　　　　　谭　英　韦丹丹　韦素惠　王熙军
　　　　　伍桂雄　许培杰　谢　兴　言瑞雪
　　　　　杨文勇　杨尚霖　杨颖珍　张凤清
　　　　　周彩华　赵书斌　曾德兰

前　言

近年来,国家高度重视医学教育的发展,2020 年出台的《国务院办公厅关于加快医学教育创新发展的指导意见》(国办发〔2020〕34 号)指出,为培养仁心仁术的医学人才,要研究建立医学生临床实践保障政策机制,强化临床实习过程管理。临床实践教育教学作为高等医学教育的重要组成部分,其改革不仅关系着高等医学教育改革的成效,而且对于高级医学人才的培养输送起着至关重要的作用。一直以来,右江民族医学院高度重视临床实践教育教学改革,并积极理顺临床实践教育教学政策机制,强化临床实习过程管理;针对各基层教学医院在同质化教学中的问题,结合其教学资源特点,加强与直属附属医院联系,积极组织与协调,并开展相关研究;努力为守好一方卫生事业管理、保障祖国大西南基层卫生人才培养作出应有的贡献。

本书以提高临床实践教育教学质量为目标,以临床实践教育教学改革研究为基础,从宏观到中观依次开展了医学人才培养模式研究、临床实践教育教学改革研究、临床实践教育教学评价考核和质量保障研究、临床实践教育教学管理模式研究,并在临床内科、外科、儿科、妇科等科室的实践教学中运用新教学方法与手段,创新临床实践教育教学模式,大力推动"互联网+"教育,注重融入医学人文教育,做到课程思政融合,使得临床实践教育教学中教师更新教学观念、完善教学内容、提升教育教学效果得到充分体现。

本书系广西高等教育本科教学改革工程项目的成果(编号 2022JGZ156、2022JGA296)。

因作者水平有限,书中难免存在一些不足和错误之处,恳请读者提出宝贵意见及建议。

编　者

2022 年 4 月

目　录

第一章

人才培养模式改革

1

一、国外全科医生培养模式对我校全科医学教育的启示

全科医生的培养受社会制度、经济文化和医疗体制的影响,不同国家培养模式各不相同。右江民族医学院(以下简称"我校")自 2008 年起开展临床医学本科(全科方向)教育,2010 年起承担国家临床医学本科农村订单定向免费生人才培养项目,按计划每年招收临床医学本科农村订单定向免费生,按全科医学方向培养,至今已有十余年,在全科医学理念、课程设置、教学方法、师资队伍建设等方面存在需要改进之处。本部分内容通过学习全科医学的内涵与发展,对比美国、英国、澳大利亚等国家全科医生的培养模式,结合当前我国全科医学教育和全科医生培养现状,提炼先进经验和做法并加以借鉴,以期推进我校全科医学教育教学改革。

(一)全科医学的内涵与发展概况

1. 全科医学内涵

全科医学是一个面向社区与家庭,整合临床医学、预防医学、康复医学以及人文社会学科相关内容于一体的综合性医学专业学科[1]。全科医生称家庭医生,是接受过全科医学专门训练的新型医生,是执行全科医疗卫生服务提供者,是为个人、家庭和社区提供优质、方便、经济有效、一体化的医疗保健服务,进行生命、健康与疾病全方位负责式管理的医生。有数据表明,国外每位全科医生一般负责 1 500 ~ 2 000 名居民,社区居民 90% 的健康问题由全科医生处理,基层全科医生每增加 20%,相应居民死亡率降低 5%。全科医生被认为是健康守门人,全科医疗制度被各国公认为基层医疗保健的最佳模式。

2. 全科医学的发展

全科医学起源于美国,以 1968 年美国家庭医学委员会(ABFP)成立为标志。1969 年 ABFP 成为美国临床医学第 20 个专科委员会,这表明全科医学作为一个新的临床二级学科诞生了。在欧美发达国家,全科医学教育和全科医疗服务机制建立较早,并在不断的研究探索中趋于完善。20 世纪 80 年代中后期,全科医学概念引入我国。

(二)国外全科医生培养模式

1. 美国

美国全科医生的培养采用"4+4+3"模式,需要经过 4 年本科教育、4 年医学

院校教育和3年全科住院医师培训。学生首先经过大学本科4年学习取得学士学位。然后通过入学考试进入医学院学习4年，前2年完成基础医学课程学习，可参加美国医师执照考试（USMLE）第一阶段考试（step1），再经过2年临床课程学习，毕业前参加 USMLE 第二阶段考试（step2），通过者获医学博士学位。此后再进行3年全科医生培训，接受家庭医学的系统教育和训练，通过 USMLE 第三阶段考试（step3）者取得任职资格。医学院校的培养目标是毕业生具有接受专科培训必需的知识、技能和态度，90% 以上的医学院校为在校生开设全科医学课程[2]，所有医学生毕业前必须接受至少2周的家庭医学训练。

2. 英国

英国被公认是世界上全科医学制度最完善的国家，全科医生的培养采用"5+2+3"模式[3]。5年医学本科教育阶段，所有医学生必须学习全科医学相关课程，目标是让医学生尽早了解全科医学基本知识，熟悉全科医生必备的技能，初步形成全科思维[4]。2年低年资医生临床基础训练，所有学生毕业后在通科轮转，进一步提高临床技能，取得行医资格。应聘全科医生成功者进入3年全科医学专业培训，其中2年在医院临床轮转，1年在全科诊所。培训结束后，通过英国全科医学毕业后培训联合委员会（JCPTGP）考试，最终取得全科医生执业资质。英国政府非常重视全科医生的培养，每年根据需要确定全科医生的培训数量，对全科师资和培训基地都有严格的规定和标准，通过《健康与社会保健法案》和《医疗法》对全科医生的培养、注册、执业等标准进行规范和统一[5]。

3. 澳大利亚

澳大利亚医学教育沿用英国模式，20世纪80年代末开始趋向美国模式，部分院校从已获得学士学位的本科毕业生招录医学生，在澳大利亚要成为独立执业的全科医生需要12～13年的培养[6]。澳大利亚全科医生培养包括本科医学教育、职业前培训和全科医学培训3个阶段[7]。本科医学教育阶段4～6年，高中起点学制为6年，本科起点学制为4年，毕业获得内外科学士学位（MBBS）。进入职业前培训阶段，一般在三级综合医院轮训2年，如果对某个专科感兴趣，可延长1年学习时间，培训结束可获得医生执业执照。选择从事全科的医生，通过考试进入为期4年的全科医学培训阶段，该阶段在全科诊所内完成，结束时进行出科考试，通过者可成为澳大利亚皇家全科医师学会会员，并可获得全科医生执业资格。

上述可见,美国、英国、澳大利亚等发达国家全科医生培养都是"医学院校教育毕业,通科轮转后才分流为全科医生或专科医生"的培养模式。

(三)我国全科医学发展概况

1. 全科医学教育引入

我国全科医学教育和全科医疗制度起步较晚,1993 年中华医学会全科医学分会成立,标志着我国全科医学学科的诞生。2010 年,原国家发展和改革委员会等部门关于印发《开展农村订单定向医学生免费培养工作实施意见的通知》(发改社会〔2010〕1198 号)[8],开展面向农村基层全科医生本科人才培养改革试点,提出农村订单定向医学本科生按全科发展方向培养,承担培养任务的学校要根据农村卫生工作需要,制订教学计划,加强全科医学教育,强化实践教学环节,突出临床能力培养,适当增加中医学(民族医学)教学时数和计划生育技术相关内容。全国部分医学院校按计划开始招收临床医学本科生(农村订单定向免费生),开展临床医学本科农村订单定向医学生免费培养工作。

2. 全科医生培养与需求

2011 年 7 月国务院印发《国务院关于建立全科医生制度的指导意见》(国发〔2011〕23 号)(简称《指导意见》)[9],围绕全科医生的培养模式、执业方式、使用激励等作出了顶层设计。《指导意见》提出,我国全科医生工作以预防保健、常见病多发病诊疗和转诊、病人康复等医疗服务为主,到 2020 年基本形成统一、规范的全科医生培养模式和基层服务模式,基本实现城乡每万名居民配备 2～3 名合格的全科医生。《指导意见》指出,逐步将我国全科医生培养模式规范为"5+3"执业医师模式(即医学院校 5 年临床医学本科教育加培训基地 3 年全科医生规范化培训),"3+2"执业助理医师模式(即 3 年医学专科教育加 2 年毕业生全科医生培训)。但由于培养年限较长,短期内不能培养出大量全科医生以适应当前医疗需求,在过渡期推荐通过"转岗培训",多渠道培养全科医学人才,以满足现阶段基层或社区卫生服务需求。

3. 目前全科医生培养存在的问题

近年,我国大力开展全科医学教育和全科医生培养,地方政府和医学院校采取多种方式快速培养全科医生。据统计[10],到 2016 年我国培养全科医生达20.91 万人,占全国医生总数的 6.21%。目前,我国全科医学教育没有制订统一的教育教学质量标准、课程设置标准和教材,临床实训基地少,没有制订统一的临床技能标准和临床训练规范。全科医生培养与我国新型医疗制度改革发展的要求相比,在理念、数量和质量上仍存在较大差距,亟待完善和改进。

(四)对我校全科医学教育的启示

1. 重视全科理念培养

美国、英国、澳大利亚等发达国家所有医学生在医学本科教育阶段均安排有全科医学课程[6,7],通过课程体系设置加大全科医学类课程比例,为所有临床医学专业本科生开设"全科医学概论""初级卫生保健""社区卫生服务管理"等全科医学相关课程,让学生了解我国当前医疗卫生体制改革的趋势,知晓全科医生工作任务是以人为中心、以健康促进为目标,为个人、家庭和社区提供医疗、预防、保健、康复、健康教育和计划生育技术指导等"六位一体"的基层卫生服务。培养医学生全科医学理念,引导学生树立全科医学观念,为将来成为全科医生打下基础。

2. 加强全科医学实践教学

国外全科医学教学特别重视实践,英国从大一开始,要求医学生每周到全科诊所见习,早接触临床及临床实践,最后1年,所有学生必须接受4~10周全科医生理论强化学习,且有严格的评价标准、考核体系,大约50%医学毕业生经过培训成为全科医生,很多全科医生出自牛津、剑桥等知名大学医学院[11]。通过课程实践教学、暑期社会实践活动,让学生到基层公共卫生机构、基层社区和乡镇医院进行临床实践锻炼,坚持理论与实践统一,加强全科医学实践教学,提升全科医生临床实践技能。

3. 建设专兼职结合的全科医学师资队伍

要培养合格的全科医生,必须加强全科医学师资队伍建设,专兼职结合打造知识结构和实践经历较为合理、层次较高、专业发展与实际工作密切联系的全科医学师资队任。吸纳临床医学高学历、高层次人员从事全科医学理论教学,对临床师资进行全科医学知识培训,借鉴国外经验,聘请经验丰富的社区全科医生作为兼职教师,从事全科医学临床实践教学,提高全科医学教育水平。

4. 拓展全科医学教育国际视野

发达国家全科医生占医生总数的30%~60%,经过50余年的发展,全科医生制度已在50多个国家和地区实施,形成了成熟、健全的全科医生培养体系和全科医疗服务制度。我校可通过与国外高校合作,选派教师出国进修,聘请国外教师来校讲学,开展学生互换学习等多种方式,开拓国际视野,提升我校全科医学教育水平。

5. 探索全科医学硕士研究生教育

现阶段我国仅有复旦大学、首都医科大学等少数医学院校在开展全科医学硕士研究生教育,随着人民群众对健康、医疗卫生服务需求的提高和分级诊疗制度的实施,势必要求全科医学教育层次进一步提高。我校可通过联合培养的方式开展全科医学硕士研究生教育,积累经验,培训导师,待条件成熟后再独立开展全科医学硕士研究生教育。

综上所述,通过比较美国、英国、澳大利亚等国家全科医生培养模式,在全科医学教育理念、课程设置、实践教学等方面得到了一些启示,提出一些观点供我校全科医学教育教学改革参考。

【参考文献】

[1] 祝墡珠. 全科医学概论[M].4 版.北京:人民卫生出版社,2013.

[2] 姬军生,刘刚,陈虹,等. 国外全科医生培养概况及其对我国全科医学教育的启示[J]. 中华医学教育杂志,2014,34(3):474-480.

[3] 尹朝霞. 浅谈英国全科医学生培养[J]. 继续医学教育,2015,29(11):46-47.

[4] 李玉华,贾琳,王振斌. 国外全科医学院校阶段教育对我国农村订单定向免费医学本科人才培养的启示与借鉴[J]. 中国高等医学教育,2018(3):21-41.

[5] 张一飞,冯学山. 英国全科医生制度建设对我国的启示[J]. 中国初级卫生保健,2013,27(11):10-12.

[6] 许冬武,郑铭豪,陈正方,等. 澳大利亚全科医学人才培养体系的现状与启示[J]. 中国高等医学教育,2016(4):16-18.

[7] 雷秋瑾,彭贵珍. 试论发达国家全科医生培养模式对我国的启示[J]. 南京中医药大学学报:社会科学版,2018,19(1):50-55.

[8] 国家发展改革委. 关于印发开展农村订单定向医学生免费培养工作实施意见的通知[EB/OL].[2022-08-19]. http://www.moe.gov.cn/jyb_xxgk/moe_1777/moe_1779/201012/t20101216_112693.html.

[9] 国务院. 国务院关于建立全科医生制度的指导意见[EB/OL].[2022-08-19]. http://www.gov.cn/zhengce/content/2011-07/06/content_6123.htm.

[10] 武宁,程明薁,闫丽娜,等. 中国全科医生培养发展报告(2018)[J]. 中国全科医学,2018,21(10):1135-1142.

[11] 贾雪梅,朱俊勇,雷宏博,等. 我国全科医学培养现状与思考[J]. 中国高等医学教育,2018(5):6-13.

（李凤玲）

二、现代医学教育模式的前景

医学是一门实践性、经验性很强的学科,实践教学和理论教学共同组成了完整的教学体系,其中临床实习是实践教学的一个关键环节,是促进医学生向临床医生转变的重要阶段,因为临床实习过程是学生以实习生身份在带教教师的指导下参与临床工作。科学技术的迅猛发展,对高等医学教育产生了极其深刻的影响。

(一)教学模式的转变

传统教学中一切都是由教师决定的,从教学内容、教学方法、教学程序,甚至学生该如何做都是由教师设计好的。传统教育自诞生之日起,就形成了以传授知识为主要目标,以教师为中心、课堂为中心和课本为中心的教学活动固有模式,学生只能被动地参与和接受。学生对现实世界的陌生,理论与实际的脱节等传统教与学的弊病无不与这种学习方式有关。发展学生的主体性既是教学的主要目标,也是巨大的教学动力源泉。世界本来就是形象多彩的,课堂应该让学生更贴近真实的生活。现代教育技术应用于教学,就是通过教学设计使现代教学媒体在教学中得到更高层次的运用,成为学生形成概念、掌握原理、掌握技能、发现问题、培养能力的一种有效因素,提高学生的学习自觉性和主动性。现代教育技术改变了教学活动中教师和学生的角色,真正使学生处于教学活动的主体和中心地位,无论是教学媒体选用、软件设计,还是教学活动的展开,都围绕着学生来进行。

(二)人文素质的发展

实习生从课堂走向临床,面对特殊的环境和人群,需要适时调整心态,提高心理素质。全面的临床医学知识是良好沟通的基础,而优秀的个人素质是良好沟通的保证,是在医患沟通过程中保持自信、有效减少医患纠纷、避免医患矛盾激化的前提。临床带教教师在带教过程中要不断提升人文素质水平,将高尚的道德情操和健全的人格贯穿实习带教全过程,充分发挥示范作用,感染影响实习生。

(三)医学教育的质量管理

为提高人才培养质量,必须严把临床实习质量关,通过临床实习规范化考核,帮助学生查漏补缺,激励学生提高职业综合能力和素质。考核方式上,加大形成性过程考核力度,凸显考核内容的应用性、实用性、职业性。开展小组性教学查房,视频小讲座,病例讨论。

现代高等医学教育不仅注重基础理论和专业知识技能的教育,更突出对医学生独立的理论思维能力、实践动手能力和创新能力的培养。这就需要各医学高校不断转换教育理念,探索新的教学模式。医学的进展越来越快,在职医生也要不断学习才能跟得上时代。因而医院不仅要承担医学院校学生的临床培训任务,还要组织医生的继续教育。将传统医疗医院转变为集治疗、预防、科研和教学四项任务于一体的综合性医务单位。

(四)网络医学教育技术的教学优势

互联网以其信息容量大、资源共享便利、信息传输便捷等优点,将网络新技术与医学教学结合,为医学教育发展带来了新优势。网络教育在不断的竞争中实现更新和优化,教师在信息交流和发布的过程中寻找自身不足并进行能力提升,学生可以采用不同的学习方法安排自己的学习,尤其适用于临床医务人员的继续教育。网络教育可使临床医生在业余时间根据自己的需要进行学习,及时了解和掌握医学科学的最新动态。网络资源的利用,既锻炼了教师的教学能力,也培养了学生的自学能力,通过网络新技术把学校的教学、科研、医疗连接成一个有序的整体。

总之,教学方法直接影响教学质量,教师应用多种方式,激发学生的学习兴趣,营造带教教师与学生共同参与,维系心智与情感交流的素质教育氛围,潜移默化地丰富学生的感性认知。在信息时代,传统的课堂教学模式已不再适应现代医学教育体制,一味地墨守成规只能使自己在激烈的教育质量竞争中处于下风。我们应该转变教育观念,加大对网络医学教育的投入和研究力度,才能跟上时代的步伐。

【参考文献】

[1] 刘亚珍.基于能力培养的高职实践教学体系的构建研究[J].职教论坛,2015(11): 57-60.

[2] 张志阳.浅析网络教学新技术作用于现代医学教育新成果[J].中国战略新兴产业,2017 (42):78.

[3] 郑朝,朱雄翔.网络医学教育的现状与未来[J].西北医学教育,2004,12(S1):12-13.

[4] 欧阳群玲.开辟网络医学教育技术新途径[J].学会,2001(2):6-7.

(李凌玉)

三、规范化培训对新入职护士能力的影响

2012 年原卫生部印发了《关于实施医院护士岗位管理的指导意见》[1] 和《2012 年推广优质护理服务工作方案》[2]，提出医院要加大护理培训力度，实行岗前培训和岗位规范化培训制度，注重培养人文精神和职业素养。护士规范化培训是指在护理专业院校完成基础教育后接受的护理专业化培训，促使他们尽快熟悉医院环境、胜任临床护理工作[3]。右江民族医学院 2016 年 7 月至 2017 年 7 月对新入职护士实施规范化培训，对其能力的提高取得良好的效果。

（一）资料与方法

1. 一般资料

选取 2014 年 7 月至 2015 年 6 月我院新入职护士 100 名为对照组，年龄 19—23（21.50±2.00）岁；性别：男 15 名，女 85 名；学历：中专 2 名、大专 87 名、本科 11 名；生源地：广西区外 23 名，广西区内 77 名。选取 2016 年 7 月至 2017 年 6 月我院新入职护士 113 名为观察组，年龄 18—24（21.67±2.10）岁；性别：男 11 名，女 102 名；学历：中专 3 名（有证护士）、大专 92 名、本科 18 名；生源地：广西区外 17 名，广西区内 96 名。纳入标准：应届毕业生，已通过护士执业资格考试并注册；排除标准：未完成规范化培训的有证护士。两组新入职护士在年龄、性别、学历、生源地比较差异无统计学意义（$p>0.05$），具有可比性。

2. 方法

对照组护士入职后给予 2 周岗前培训，进行 1 年科室轮转后固定科室，轮转期间必须按时参加护理部、大科、本科室有计划的系列相关理论知识讲座、护理查房和操作技能培训与考核。观察组由护理部按《新入职护士培训大纲》（2016 年试行）要求统一安排进行为期 2 年的规范化培训（满 2 年考核不合格的延长 1 年），具体方法如下。

（1）组建新护士规范化培训师资和管理小组。护理部组建由医院"三基"培训小组、专科护士、临床护理专家组成的培训师资队伍和由护理部副主任担任组长的新护士规范化培训管理小组。"三基"培训小组负责基础的理论和操作培训，部分科室专科护士和临床护理专家则负责新护士轮转期间专业、专科培训。培训教师均为中级及以上职称，本科及以上学历，工作 5 年以上。规范

化培训管理小组负责审核培训计划,督查培训计划的落实及培训质量。

(2)制订新护士规范化培训计划。新护士规范化培训管理小组根据新护士分层编制了《新护士规范化培训手册》,明确新护士规范化培训管理制度、培训考核制度、培训计划以及理论和技术操作培训要求等。①0~1年护士:参加岗前培训,尽快熟悉医院工作环境,适应护士岗位;参加病区、科室、护理部组织相关业务学习、小讲课、护理查房等;参加护理部每月1次应知应会理论考试,完成所在科室理论和操作考试;参加临床实践,按计划完成轮转和出科考核。②1~2年护士:参加岗位培训,提高专业认识,参与院、科、病区组织的业务学习、护理查房、教育查房、应急预案演练、情景模拟等活动;接受护理部、科室、病区组织的各类考评、考试,成绩记录在册;有计划地安排其参与或主持基础操作与示范,参加重症护理实践;参加临床实践,按计划完成轮转和出科考核;在市内参加国家级或者自治区级继续教育学习班及护理学术交流;参与各类护理课题科研活动。

(3)培训实施。岗前理论学习和操作示范采用集中式,时间为2周;基础临床技能采用现场培训方式,时间为2周;轮转期间的培训采用现场培训、模拟演练等多种模式,其中0~1年的护士以规范化培训管理小组和科室内安排的培训为主,1~2年护士培训以导师带教为主,在规范化培训管理小组和科室内安排培训的基础上,按要求参加护理部组织的业务学习、质量和培训专题等。新护士在培训期间和培训结束后均需进行相关考核,考核内容包括理论知识考核、床旁技能考核和个人多媒体汇报、面对面访谈;过程考核在每次轮转科室出科前进行,每年进行综合考评1次。

3. 观察指标

采用中文版护士能力量表(NCS)于培训结束后分别对两组护士进行测评,观察比较两组护士能力水平。NCS是2003年芬兰Meretoja等[4]基于Benner理论编制而成的广泛应用于多个国家护理教育和护理管理领域的护士能力评价工具,2013年国内关丽丽[5]进行编译并检验其信、效度。该量表包含帮助角色、教学—指导、评估判断、应对能力、护理干预、质量评价、工作角色等7个维度共73条目,量表条目采用视觉模拟评分法(VAS 0-100)进行测评,0代表护士能力水平很低,100代表护士能力水平很高。另外,护士还需测评73项能力在临床实践中使用的频率,采用Likert4级评分,0为不使用,1为很少使用,2为偶尔用,3 为经常使用。护士能力水平最终得分是量表条目的平均分,得分 0~25 分表示能力低,26~50 分表示能力一般,51~57 分表示能力好,76~100 分表示能力非常好[6]。护士能力量表各维度的 Cronbach's α 系数在 0.79~0.91。

4. 统计学方法

所有数据均采用 SPSS15.0 统计学软件进行处理分析,计量资料采用 t 检验,计数资料采用 χ^2 检验,$p<0.05$ 为差异有统计学意义。

(二)结果

1. 两组护士 NCS 各维度得分及总分比较

观察组 NCS 帮助角色、教学—指导、评估判断、应对能力、护理干预、质量评价、工作角色 7 个维度得分及总分均优于对照组,两组比较差异有统计学意义($p<0.01$),见表 1-1。

表 1-1 两组 NCS 各维度得分及总分比较($\bar{x}\pm s$,分)

项目	人数	帮助角色	教学—指导	评估判断	应对能力	护理干预	质量评价	工作角色	总分
观察组	113	73.20± 4.31	78.08± 3.95	77.37± 4.54	30.69± 3.28	77.00± 5.46	75.13± 3.58	80.74± 6.32	80.61± 12.47
对照组	100	66.64± 2.50	67.86± 2.67	71.09± 3.16	69.43± 4.06	70.81± 3.95	68.07± 2.50	71.28± 3.94	72.95± 10.23
t		5.052	9.124	6.337	8.572	9.163	6.449	7.381	8.942
p		0.000	0.000	0.000	0.000	0.000	0.000	0.000	0.000

2. 两组护士 NCS73 项能力在临床实践中使用频率比较

观察组 NCS 帮助角色、教学—指导、评估判断、应对能力、护理干预、质量评价、工作角色 7 个维度在临床实践中使用频率均多于对照组,两组比较差异有统计学意义($p<0.01$),见表 1-2。

表 1-2 两组护士 NCS73 项能力在临床实践中使用频率比较(%)

项目	人数	帮助角色	教学—指导	评估判断	应对能力	护理干预	质量评价	工作角色
观察组	113	72.08	73.15	75.42	77.94	77.43	67.80	68.97
对照组	100	53.44	50.67	54.85	55.32	60.15	50.27	49.03

续表

项　目	人数	帮助角色	教学—指导	评估判断	应对能力	护理干预	质量评价	工作角色
χ^2		7.941	11.448	9.965	9.553	7.450	6.669	8.762
p		0.000	0.000	0.000	0.000	0.000	0.000	0.000

（三）讨论

1. 新入职护士规范化培训的必要性

新入职护士是护理队伍中的新生力量,也是护理队伍发展的重要成员,新入职护士的能力影响着医疗机构的护理质量、安全和护士队伍发展。新入职护士大多是医院从各级大中专院校招聘来的应届毕业生,学历层次不一,接受的护理教育、技术水平、综合素质参差不齐;各级院校所开设的课程与临床护理改革发展需求不相适应,护士在学校所学的知识存在缺陷,不能满足临床护理工作的需要。护士规范化培训是护理专业院校毕业生继岗前培训后所接受的护理专业培训,旨在帮助毕业生顺利完成从护生到合格护士的角色转变,是促进护士执业道德形成、培养临床思维方式及综合能力,规范并提高护理实践能力的重要过程[7]。对新入职护士进行规范化培训不仅是临床护理工作的需要,亦是原国家卫生和计划生育委员会《全国护理事业发展规划(2016—2020)》"以需求为导向,以岗位胜任力为核心"切实提高护理专业素质和服务能力的要求[8]。

2. 规范化培训对新入职护士能力的影响

从表1-1和表1-2可见,观察组 NCS 帮助角色、教学—指导、评估判断、应对能力、护理干预、质量评价、工作角色 7 个维度得分及总分均优于对照组,在临床实践中,7 个维度使用频率均多于对照组,两组比较差异有统计学意义($p < 0.01$),说明规范化培训对提升护士能力具有显著作用,使新入职护士能够更快更好地胜任综合医院各项护理工作。我院新入职护士培训模式要求所有新入职护士,不论学历高低,均接受两年规范化培训,按要求完成每阶段的培训目标,并且培训方案中还明确规定了所在科室必须完成的具体考核。除此之外,不仅重视对每名护士专业技能和相关理论知识的培训,同时还引入专科护理知识,使新入职护士及早接触专科护理领域,为提高其护理能力奠定基础。

【参考文献】

[1] 国家卫生和计划生育委员会.卫生部关于实施医院护士岗位管理的指导意见[EB/OL].
[2012-05-04].http://www.gov.cn/gov.cn/gzdt/2012-05/04/content_2130145.htm.

[2] 国家卫生和计划生育委员会.关于印发《2012年推广优质护理服务工作方案》的通知
[EB/OL].[2012-04-24].http://www.gov.cn/gzdt/2012-04/24/content_2121596.htm.

[3] 张川林,牟绍玉.我国新毕业护士规范化培训体系的现状及发展[J].中华护理教育,
2014,11(8):631-633.

[4] Meretoja R,Isoaho H,Leino-Kilpi H. Nurse Competence Scale:Development and psychometric
testing[J]. J Adv Nurs,2004,47(2):124-133.

[5] 关丽丽.中文版Meretoja护士能力量表编制及沈阳市三级甲等医院临床护士能力的调查
研究[D].沈阳:中国医科大学,2013:5-10.

[6] 单晓茜,陈翠萍,蒋金.中文版护士能力量表的翻译和文化调适研究[J].中华现代护理
杂志,2016,22(3):376-378.

[7] 武倩,赵庆华,肖明朝,等.综合医院新毕业护士规范化培训管理的实践[J].中国护理管
理,2016,16(8):1091-1094.

[8] 国家卫生计生委.国家卫生计生委关于印发全国护理事业发展规划(2016—2020年)的通
知[EB/OL].[2016-11-24].http://www.nhc.gov.cn/cms-search/xxgk/getManuscriptXxgk.
htm?id=92b2e8f8cc644a899e9d0fd572aefef3.

（覃美凤）

四、浅谈全国技能大赛护理操作项目培训体会

为进一步推动临床实践教学改革,加强临床教师队伍建设,加强医学生临床基础理论、基本知识、基本技能的培养,全面提高医学生综合素质和人才培养质量,教育部组织开展全国医学院校临床技能大赛[1],我校积极响应并参加每届比赛,在2017年第八届全国医学生技能大赛华南赛区比赛中,我校4名选手获得二等奖的可喜成绩。笔者作为此次技能大赛的护理项目指导教师,获得了学生的肯定及领导的好评。

（一）培训宗旨

标准、规范。大赛标准的准确剖析是关键条件[2]。由于护理操作灵活性强,因此各类比赛的操作评分标准都会有所不同。培训老师提前学习培训项目的标准,领会大赛精神,从考核资源到操作程序及考核标准逐一进行讨论,并认真阅读组委会指定参考书的评分标准后制订规范的操作方法。

（二）培训目标

速度、顺畅、无菌。标准时间为 6 分钟（审题+用物准备+操作）。所以操作过程要顺畅、迅速，不违反操作原则。

（三）培训方式

培训流程的制订、分阶段实施。

（1）提前制订好培训流程，严格按照培训流程进行培训，根据实践训练情况可做临时调整式强化。

（2）培训流程的制订应该按照由少至多、由简至繁、由单纯操作训练至操作和理论相结合、由单纯操作训练至操作和临床思维相结合；由单纯训练至训赛结合，由单科训练到多科合作训练的原则进行。

（3）整个培训过程要明确护理操作技能训练培训的并不只是操作本身，如操作过程的注意事项、对病人紧急情况的应对、操作隐患的发现和处理等也是比较重要的内容[3]。

第一阶段：最基本技能培训+相关知识（7 项）（静脉输液、中心吸氧、肌肉注射、皮下注射、皮内注射、动脉采血、静脉采血）

培训选手：校赛选出的 17 名选手。

培训目的与要求：师生相互熟悉并进行最基本的操作训练，了解相关知识，根据训练表现+考核成绩+面试成绩选拔 8 名选手进入第二阶段。

第二阶段：基本技能培训+相关知识（7 项+2 个）（导尿术、吸痰术、胃管置入术、小儿鼻胃管术、洗胃术、静脉输血术、穿脱隔离衣及防护服术）

培训选手：第一阶段选出的 8 名选手。

培训目的与要求：学生熟练进行最基本的操作，了解相关知识。

第三阶段：复习阶段（第一轮复习及过关）

复习强化培训过的所有护理基本技能和理论知识。每位选手对所有赛点必须一一过关，在比赛中注意考查选手的临床思维，无菌观念，继续帮助选手适应比赛气氛，学习比赛技巧。并单出护理题目配合一周一次模拟考核。具体安排见表 1-3。

表 1-3　具体安排表

日期	训练项目	08:00—08:30	08:30—11:00	11:00—12:00	15:00—16:00	16:00—16:20	16:20—18:00	备注个人薄弱及需加强之处
××	×××	复习相关理论知识（互相提问法）	操作练习，重点抓住细节，无菌	掐表考核	2人一组看题考核，互相当考官	自我总结	继续练习	
日期	训练项目	08:00—08:30	08:30—08:50	08:50—10:50	10:50—11:20	11:20—11:30	11:30—12:00	备注个人薄弱及需加强之处
××	×××	复习上一节课的内容（互相提问背出操作流程）	复习本次课相关知识	操作练习，重点抓住细节，无菌	2人一组看题考核，互相当考官	自我总结	继续练习容易忽略的环节	
××	出题+配合考核							备注个人薄弱及需加强之处

第四阶段：加强版复习阶段（第二轮强化训练）

根据护理培训重点、难点及选手在培训和模拟比赛过程中暴露出来的弱点，如审题、操作细节、无菌观念、时间分配、配合技巧、人文关怀等，进行重点培训。尤其是注重细节，体现人文关怀：在每次训练中，要把模拟人当成一个真正需要帮助的患者。在操作时动作轻柔，多与患者进行语言沟通交流，这才能体现以人为本的护理理念[4]。

具体安排见表 1-4。

表 1-4　具体安排表

日期	训练项目	08:00—08:30	08:30—11:00	11:00—11:30	11:30—12:00	备注
××一组	××	复习相关理论知识（互相提问法）	操作练习,重点抓住细节,无菌	2人一组掐表考核,互相当考官	点评及自我总结	

日期	训练项目	15:00—15:20	15:20—17:20	17:20—17:50	17:50—18:00	备注
××二组	××	复习相关理论知识（互相提问法）	操作练习,重点抓住细节,无菌	2人一组掐表考核,互相当考官	点评及自我总结	

第五阶段:计数加强版复习阶段(第三轮)

发挥团队协作精神,在训练中鼓励选手共享个人经验和体会,促进选手相互指导,共同提高,提高团队意识[5]。本阶段2人一组操作练习同一项目,重点抓住细节、无菌,写(正)字记下练习次数,比速度、相互当考官掐表考核,之后总结本次练习项目哪个用时最少,3个一起再次看用时最少的操作,取其精华,相互学习,共同进步。继续配合一周一次的模拟考核。站点式+多科共同进行,在比赛中注意考查选手的临床思维,无菌观念,继续帮助选手适应比赛气氛,学习比赛技巧。

具体安排见表 1-5。

表 1-5　具体安排表

日期	训练项目	15:00—15:20	15:20—17:40	17:40—18:00	记录练习次数	项目最少用时
××	××	复习相关理论知识（互相提问法）	2人一组操作练习同一项目,重点抓住细节、无菌,写(正)字记下练习次数,比速度、相互当考官掐表考核	总结本次练习项目哪个用时最少,3个一起再次看用时最少的操作,取其精华,相互学习		

第六阶段:冲刺阶段(以考带培)

本阶段重点以模拟比赛为主,技能大赛案例及模拟案例题库可直接用于教学和考核,推进了教学资源建设,丰富了基于工作过程的课程开发和教材建设的内涵,为任务引领或行动导向教学实施提供了一种新载体,有利于学生对相关知识的认识与掌握[6]。利用历年来的试题(多科+护理)要求学生读出多科操作并进行护理操作,强化选手之间默契配合的训练,模拟比赛难度及灵活性加大,所以在比赛中强调选手操作的准确性、成功率和正确的临床思维,帮助选手迅速适应即将到来的比赛。此阶段还带领学生上科室进行培训,真正为患者操作,这样对学生的三查七对非常有效。同时通过临床实践,学生的人文关怀能力也得到提高,后期在模具上训练时,学生也会把模型人当作真实患者,体现出对患者的尊重和关爱[7]。

(四)保持良好心理素质、激发学生兴趣,减少疲劳和厌烦感

良好的心理素质对成功起决定性作用[8]。选手不仅要训练有素,动作娴熟,还要具备良好的心理素质。可邀请领导、专业教师、学生观摩模拟比赛,制造紧张气氛,从而提高选手心理素质,使选手做到各种场合操作时旁若无人[9]。赛后与选手面对面交流,指出优点和不足。课堂上穿插一些趣味比赛,采取多种多样的培训方式。组织适当的课外活动,如带领学生跑步,散心的同时锻炼体能;偶尔带学生回家吃饭,给予家人般的关怀。

(五)经验总结

技能大赛的训练对于师生来说其实是个学习交流的过程,在相互促进的学习中不断前进。而要在比赛中取得好成绩,需要师生共同努力,并且在训练过程中要吃苦耐劳,不断发现新问题并及时解决,在全国技能大赛上取得优异成绩的同时真正做到"以赛促学、以赛促教",提高护理实践教学水平,积累相关经验,推动我校教育教学改革。

【参考文献】

[1] 冯冲,翟建军,谷晔红. 全国大学生临床技能大赛培训方法探析和体会[J]. 中国病案,2017(2):18.

[2] 姚启萍,孙静. 全国职业院校护理技能大赛训练模式的反思[J]. 齐齐哈尔医学院学报,2012,33(21):2973-2974.

[3] 王中浩,黄中莹,陈雪莹,等.单点课程在护理临床操作技能教学中的应用研究[J].右江
    民族医学院学报,2015,37(4):652-656.

[4] 刘红菊,李昕,池未珍,等.护理本科专业技能大赛指导技巧与实践[J].实用医技杂志,
    2016,4(4):23.

[5] 张玉洁,杨运秀.阶段性目标制定在全国高职护理技能大赛静脉输液项目训练中的应用
    [J].中国医药指南,2013,11(1):358-359.

[6] 陈颖,卢迪.护理技能大赛中护理案例分析训练的实践[J].中国高等医学教育,2017
    (6):41-42.

[7] 赵文淑.全国大学生临床技能参赛指导[J].中国病案,2016,17(4):73-75.

[8] 宋晶,黄妍.浅谈护理技能大赛静脉输液项目培训体会[J].护理教育,2017,1(35):86.

[9] 胡必梅.影响职业院校护理技能大赛成绩的因素研究[J].卫生职业教育,2012,30(14):
    89-90.

(覃莹莹)

五、重症医学基于危重患者的人文关怀在住院医师规范化培训中的探索

住院医师规范化培训最初开始于 19 世纪晚期,属于医学领域区别于其他学科的特殊教育模式,主要目的是增强医师的临床技能和经验,避免医师在诊疗过程中发生失误。近年来,随着人口老龄化问题的严峻化,临床危重症患者的病例数目增加[1],对重症医学人才的需求越来越大。另外此类患者病情复杂,常涉及多个学科的疾病和相关知识,因此关于重症医学的住院医师规范化培训难度较大。本部分主要阐述了重症医学培训的重要性,并介绍重症医学培训的主要内容和方式,为临床开展规范化培训奠定基础。

(一)重症医学在住院医师规范化培训中的重要性

重症医学属于近年来新兴的临床医学学科,在 21 世纪初期中国将该学科正式确立为二级学科。该学科更加关注人体不同系统和器官间的关系和影响,研究疾病的类型和范围较广,同时该学科医师还应具备快速评估、识别和处理危重症患者的能力[2]。另外,由于在重症医学学科中各个患者病情严重程度、合并症和并发症等多存在一定差异,医师在诊治过程中所采用的方法各不相同,不同培训人员的基础知识水平、专业技能也会不同,因此该学科在住院医师规范化培训中应引起重视。

（二）给予重症患者人文关怀的重要性

危重患者有其特殊性,存在心理压力与身体压力较大的特点,加之患者和家属对医疗情况和病情进展了解有限,必然导致患者及其家属之间、医患之间、社会与医院之间普遍地存在不同程度的分歧和矛盾。这些分歧和矛盾如不能及时得到解决,就会使患者与医务人员的心情都不舒畅,影响健康、团结和工作。更有甚者,出现患者对医护人员使用暴力手段。所以要给予患者思想上的疏导,使其对自己的病情不再恐惧与抵触,能积极配合医师工作。住院医师也应该了解患者的思想,倾听他们的心声,使其从切身小事中感受到来自各方的关怀,使思想教育更加人文化,更加深入人心,在后期的工作中也可以避免不必要的麻烦。

（三）重症医学规培的主要内容

虽然在我国重症医学规培较为普遍,但因该学科建立时间较短,可借鉴的经验不足,目前该学科规范化培训仍然没有统一化和标准化的培训内容,导致不同医院之间的培训质量存在一定差异,致使不同医师的临床技能参差不齐,影响危重症患者的临床诊疗和医院的医疗水平。在重症医学规培过程中,应培养参训人员的快速评估和识别危重症患者、诊断和急救处理、沟通能力以及责任感等职业素养。首先,快速评估和识别危重症是重症医学领域开展工作的前提,有效判断出不同患者的病情危急程度,能够快速进行分类管理,在保证患者被及时救治的同时可提高临床诊疗效率,避免医疗资源的浪费。在普通病房中一旦有危重症患者,部分经验不足的医师无法快速评估,甚至会影响患者的及时抢救和治疗。在重症医学规培时,可针对临床危重症患者的各项体征、症状和指标变化进行详细总结,并结合临床经验确定最佳的评估识别环节和具体流程,以便指导医师快速有效地识别危重症患者,及时采取措施提高抢救成功率。其次,重症监护室属于临床中危重症患者集中管理的场所,危重症患者多伴有器官功能衰竭、呼吸困难或者体征异常等现象,病情变化迅速,及时发现患者病情变化和处理对挽救其生命非常重要,患者进入重症监护室后应给予严密的心电监测和体征监控,并根据体征和指标采用合适的抢救治疗措施。因此,重症医学规培时应培养参训人员了解危重症患者基本监测项目、监测手段、不同监测方法的特征,同时使参训人员熟练掌握各种急救措施及其优缺点和适用范围,保证医师在临床急救中能作出迅速判断。再次,由于危重症患者的病情偏重,患者和家属多伴有焦躁、不安等不良情绪,甚至会在同医务工作者沟通的过程中产生抵触心理或暴力事件,增加医疗纠纷的发生率。因此,在重症医学规培时训练住院医生的医患沟通能力也具有非常重要的意义。目前,在高等学校医学教育中通常更重视对医学专业知识和临床技能的讲解,而对医患沟通的技能和人文知识的重视程度不足,对相关法律知识的教育多流于形式,甚至完全缺乏,影响医师同患者的实际沟通以及医疗环境的和谐。另外,危重症患者多入住重症监护室,患者家属通常无法陪护在身边,会增加家属对患者病情的担忧,此时良好的医患沟通对缓和患者及家属的不良情绪非常重要。在重症医学医患沟通的培训过程中,应讲解医患沟通的方法、原理和不同沟通方法的优缺点,并结合临床实际进行模拟演练和实际操作,同时应讲解在沟通过程中的法律知识和人文关怀问题,保证医师语言的严密性和舒适度。最后,由于重症监护室中医师工作任务繁重,患者病情危重,医师工作质量会影响患者的急救和治疗效果,因此医师在工作中必须养成严谨的工作习惯。重症医学规培过程中应涉及对参训人员工作习惯的训练,例如可向参训人员讲解 Checklist 执行习惯及其具体实施流程[3],在重症监护室培训初期即为参训人员养成严谨工作习惯打下基础,以便于降低重症医学科医师在繁重工作压力下发生医疗差错和遗漏的概率,确保危重症患者得到全面良好的急救和治疗。

(四)重症医学规培的主要方式

由于重症医学学科涉及的知识面非常广,在重症医学规培方式的选取方面,应根据不同医院的实际和参训人员的专业素质情况选取合理的培训方式,传统仅靠课堂培训、知识灌输式以及观摩式的培训已经不能满足需要,应注重培训方式的多样化。由于重症监护室中限制人员流量,且患者病情危重,因此在培训期间临床参观时应限制参训人员的活动,注意确保患者安全,尽量以一对一或一对二的带教方式,由带教教师严格监控,防止因培训人员操作不当等因素加重患者病情。随着科技的发展,计算机医学模拟技术可应用于重症医学学科的规范化培训,对一些疾病的操作可先借助医学模拟人进行练习,医学模拟人能够对典型的危重症情况进行模拟,且能够多次反复操作[4],参训人员可训练基本急救操作方法,防止因直接对患者操作而产生风险。另外,由于目前临床医学领域的先进技术和方法日新月异,在重症医学住院医师规培期间可组织相应的专题讲座,对目前国内和国际上的热门问题进行系统培训和介绍,还可为参训人员普及目前新型的诊疗方法和急救措施,不断更新参训人员的知识体系,开拓参训人员的医学视野和临床思维[5]。在危重症患者不同疾病的培训过程中,还可采用以问题为基础的病案式教学,该方式的具体流程包含选择典型病例、收集相关的临床资料,然后根据病例资料提出问题、结合以往知识进行归纳分析、制订针对性诊疗方案,最后由带教教师根据患者病情和治疗状况进行思路分析,引导学员学习反馈并调整。邢金燕等[6]的文献研究中指出,应用以问题为基础的病案式教学,能够明显提高住院医师的综合能力考试成绩,增强学员的分析能力、团队协作能力和沟通能力。

总之,重症医学的住院医师规范化培训对临床危重症患者的急救效率和质量具有非常重要的作用,在培训过程中应结合临床经验完善培训的主要内容,并根据不同医院的实际和参训人员的专业素质情况选取合理的培训方式,提高规培效果。

【参考文献】

[1] 王春亭,陈曼,于凯江,等. 重症医学:华东地区现状调查(2015年第三次ICU普查)[J]. 中华重症医学电子杂志,2016,2(1):43-49.

[2] 王洪亮,于凯江. 重症医学科平台ICU集中管理的实践与探索[J]. 中国医院管理, 2013,33(7):28-29.

[3] 余超,邹晓征,周秀华. 重症医学科应用核查单避免错误的历史对照研究[J]. 中国医科大学学报,2014,43(2):187-188.

[4] 郭利涛,刘昱,赵渭桥,等. SimMan智能模拟人在重症医学科规范化培训医师临床综合急救技能训练中的应用[J]. 检验医学与临床,2016,13(19):2835-2837.

[5] 宋云林,潘鹏飞,张雄峰,等. Seminar教学法联合案例教学法在重症医学规范化培训中的应用[J]. 新疆医科大学学报,2018,41(3):384-386.

[6] 邢金燕,韩小宁,苑志勇,等. 以问题为基础的病案式教学在重症医学规范化培训中的应用[J]. 中华医学教育探索杂志,2017,16(6):614-618.

（赖军华）

六、综合培训教学模式在儿科护理实习生带教中的应用

儿科护理工作量大、涉及面广,繁杂琐碎、风险大,患儿年龄小、认知能力差、病情变化快,家属心理紧张焦虑,对儿科护士的服务态度及技术要求高,不愿意让护生实施各项护理操作,部分老师为了防止护理纠纷和差错,不让护生

动手参与专科技术操作,降低了护生的工作积极性,致临床护理带教质量不高,教学满意度低。如何使护生在较短的实习期间了解并掌握儿科常见护理工作和技能,迅速适应儿科繁重的护理工作,是儿科临床带教教师义不容辞的责任。为了提高临床护理教学质量,右江民族医学院附属梧州医院儿科于 2017 年 4 月开始运用理论授课、操作示范、病例查房、情景模拟、"微课"学习及临床实践相结合的综合培训教学模式进行临床护理带教,取得了良好的效果,现报告如下:

(一)资料与方法

1. 一般资料

选择 2016 年 3 月至 2018 年 4 月在右江民族医学院附属梧州医院儿科临床实习的护生 272 名。按时间分组:2016 年 3 月至 2017 年 3 月实习的 135 名护生为对照组,2017 年 4 月至 2018 年 4 月实习的 137 名护生为观察组,对照组男 7 名,女 128 名,大专 49 名,中专 86 名,平均年龄(20.68±1.56)岁,观察组男 9 名,女 128 名,大专 51 名,中专 86 名,平均年龄(20.80±2.13)岁;护生实习时间均为 4 周;两组年龄、性别、学历均无显著性差异($p>0.05$)。

2. 方法

(1)组织结构。成立"护士长—总带教教师—带教教师"三级管理体系组成的儿科临床教学管理小组,由护士长和护师以上护理骨干组成,设总带教教师 1 名,全面负责安排护生的培训、考核、业务技术管理、教学反馈等。制订切实可行的教学管理制度、明确总带教和带教教师职责,并根据各院校实习大纲要求,结合儿科工作特点制订儿科临床护理教学工作计划,规范护生管理,防范护理差错。建立护生—带教教师微信群,设置新消息实时提醒,总带教教师负责该群的日常维护工作。入科第一天由护士长针对科室特点进行入科教育,详细介绍科室基本情况、环境、布局、工作流程、护士礼仪、与患儿及家属沟通技巧、安全教育及注意事项等。

(2)培训内容。培训内容分为理论知识与临床实践两个方面。根据儿科专科特点制订《儿科护理实习生综合培训计划》。理论知识重点为:①儿科基础知识及常见病多发病的临床表现、治疗、护理及并发症的观察;②儿科危重症护理中突发的应急事件如突发呼吸心搏骤停等的抢救配合;③护理文书书写、院内感染、健康教育、临床思维训练等方面内容。技能培训重点为基础护理操作和专科操作技能,包括微量注射泵、输液泵、雾化器、心电监护仪、吸痰机等儿科常用仪器操作;心肺复苏(儿童及婴儿)、肌内注射、生命体征测量、小儿头皮静脉输液、小儿静脉留置针等。实践教学由带教教师实施"一对一"临床带教,主要包括儿科常见危重症患者的监护、各种抢救配合、各抢救药物的配置方法及注意事项、各种管道的护理等,主要培养护生综合分析问题和解决问题的能力,重点培养护生临床应对能力。

(3)培训方案。由护士长、总带教教师以及具有护师以上职称的护理人员进行授课。采用理论授课、操作示范、病例查房、情景模拟、"微课"学习及临床实践相结合的综合培训教学模式。理论授课采用集中授课与"微课"学习相结合的模式,由2名护师负责微课制作,护生参与操作视频。制作的微课经护士长和总带教教师审核通过,带教教师将儿科相关护理知识和操作视频、习题以微信方式发给学生,督促护生学习,通过微信平台随时与老师交流。临床实践学习则由带教教师进行"一对一"带教,有组织、有计划地进行。第一周为基本理论及基本技能培训;第二周为儿科常见病、多发病的护理;第三周为急救技能及专科技能培训;第四周为监护技能及临床思维的培训。让护生在学习理论知识的同时进行反复实践,对实践中遇到的问题用理论知识解决,形成理论—实践—理论的循环学习模式。

(4)评价办法。①理论评价指标。由考核小组根据培训内容制订培训考核试卷,采用统一命题、统一监考、统一阅卷的形式考核,满分100分,80分达标。②操作技能评价指标。操作技能考核统一使用《梧州市人民医院护理操作流程与评价标准》的考核标准,必考心肺复苏(儿童及婴儿),仪器与其他操作各抽考1项,满分100分,90分达标。③综合能力评价指标。主要根据护生理论知识及操作技能考核结果,结合临床实践、组织纪律、工作学习态度、沟通能力、观察能力、护理文书书写能力等方面进行综合评估,综合能力评分满分为100分。④问卷调查。出科前,使用自行设计的临床教学满意度调查表对两组护生进行临床教学满意度的调查,发放问卷272份,回收有效问卷272份,有效率100%。

3.统计学处理

采用SPSS19.0软件进行统计分析,计量资料以($\bar{x}\pm s$)表示,组间比较采用t检验;计数资料以例数、百分比表示,比较采用x^2检验。以$p<0.05$为差异有统计学意义。

（二）结果

1. 两组护生出科考试成绩比较

观察组理论考核成绩、操作考核成绩、综合测评成绩明显优于对照组（均 $p<0.05$），见表1-6。

表1-6　两组护生出科考试成绩比较（$\bar{x}\pm s$，分）

项　目	人数	理论考核	操作考核	综合测评
对照组	135	75.75±2.56	78.25±3.45	82.76±2.13
观察组	137	87.31±3.2	90.21±2.15	86.41±3.65
t		32.92	34.25	10.09
p		0.00	0.00	0.00

2. 两组护生对临床教学满意度比较

观察组护生对临床教学的满意度高于对照组（$p<0.05$），见表1-7。

表1-7　两组护生对临床教学满意度比较（%）

项　目	人数	满意	一般	不满意	满意率
对照组	135	106	22	7	78.51
观察组	137	128	8	1	93.43
χ^2		13.09			
p		0.00			

（三）讨论

1. 综合培训教学模式提高了护生综合素质

临床护理带教可以快速提升护生护理实践能力，采取有效的临床带教模式尤为重要[1]。近年来，新型临床教学方法如同伴教学法[2]、PBL教学法[3]、三步训练法[4]等在护理临床带教中体现了积极的作用，但儿科是专业特点很强的学科，大多数儿童患者表达能力弱甚至无法言语，不能进行有效沟通，对护士的综合素质要求高，收治的患者独生子女居大多数，家长对孩子的保护意识高，对护理工作的要求也越来越高，需要护生更为细心、更加认真。而护生基础理论知识薄弱、缺乏实践技能、急救技能、疾病观察能力，着手儿科临床护理工作往往会比面对成人更加手足无措,存在恐惧、焦虑心理。为了让护生尽快适应儿科,我科采用理论授课、操作示范、病例查房、情景模拟、"微课"学习及临床实践相结合的综合培训教学模式。培训内容由浅入深,从儿科基础理论、操作开始,到常见病、多发病护理常规,再深入专科操作、急救技能培训、监护技能和临床思维培养。通过理论学习、实践训练与考核一体化管理,使护生将理论与实践有效结合,提高临床综合素质及整体专业水平。表1-6结果显示,采用综合培训教学模式后,护生理论考核成绩、操作考核成绩、综合测评成绩明显优于传统教学组,出科前绝大多数护生都能掌握示教的专科操作技能及常用仪器操作,操作考试达标率97%,效果显著。

2. 综合培训教学模式提高护生临床实践能力

由于儿科护理的特殊性,要求护理人员除具有专科护理知识外,还应熟练掌握各种监护仪器的使用及对临床监护指标进行综合分析。因此,临床实践能力培训是护生儿科实习的重点和难点。在培训过程中我们通过收集典型病例及设置模拟抢救场景、实境带教等方式进行急救技能的操作演练,详细、透彻讲解病例及抢救程序,评价急救护理的有效性,多角度拓展护生临床思维能力,帮助学生提高病情观察能力与综合分析问题、解决问题的能力。

3. 综合培训教学模式提高护生的临床应对能力

为了培养护生抢救时的协作能力和积极的临床应对能力,护生在儿科实习最后一周培训安排在重症病房,要求护生在带教教师指导下参与危重症患儿抢救,为各种危重症患者提供安全、有效的护理。抢救结束后,参照标准抢救流程和要求,带教教师及时对护生工作表现进行分析、指导,指出参与抢救过程中存在的不足和需要注意的环节,总结经验,通过言传身教,有效提高护生急救意识、临床应对能力,在提升教学效果同时增强护生自信心。

4. 综合培训教学模式提高护生对带教方法的认可

同样的课程不同的设置,可以对学生的学习兴趣和学习积极性有一定的影响[5]。近年来,随着智能手机的广泛普及,特别是新社交媒体的迅猛发展,在校大、中专学生更加倾向于使用微信、微博等工具进行信息交流。蒋志辉等对微信学习环境进行分析并汲取优势,提出构建了基于微信的"多终端互动探究"学习模式,完成相关验证[6]。本研究实施的综合培训教学模式既传承了传统集中授课的形式,又融入了现代通信技术,微课形式新颖、独特,带教教师把儿科护理相关知识、操作视频、案例讨论等学习资料发送到微信群,所有资料都会保存在后台,有利于学生随时随地整合碎片时间学习[7],培养护生自主学习能力。通过微课可以反复学习、强化记忆,如护生现场观看操作示教后可以利用业余时间通过对照操作视频强化练习,不懂之处还可以与带教教师互动,及时获得反馈和回应,从而提高了学习兴趣与教学质量,护生学习成绩得到有效提高。此外,带教教师充分利用微信平台对护生进行人文关怀,把握学生思想动态,正确引导,及时帮助护生克服工作中困惑、顾虑,传播正能量,化解消极情绪,建立起良好的师生关系。表1-7结果显示,综合培训教学模式提高了护生满意度。

(四)小结

临床护理实习是理论联系实际,培养护生独立工作能力的重要阶段,如何帮助护生提升实操技能,尽快融入临床,带教教师是关键。儿科临床老师作为护生带教的组织者和指导者,不仅要有扎实的专业理论知识,熟练的监护、急救技术,良好的沟通技巧,还必须不断学习本学科的前沿知识及交叉学科知识,调整知识结构,使自己的业务素质得到提高。在临床护理教学中,充分发挥带教教师的导向功能,将理论知识与临床儿科护理的实践技能有效结合,促使教学模式多形式发展,在教与学过程中师生共同发现问题、分析问题、解决问题,培养出具有较高素质的儿科护理人才。本研究针对儿科护生实施综合培训教学模式取得了满意效果,值得推广。

【参考文献】

[1] 李薇,王静,张金华.反思性教学法在培养护理本科生人文关怀能力中的应用[J].护理研究,2013,27(9):2932-2933.

[2] 谌绍林,刘丽,姚珺,等.同伴教育在《外科护理学》实训教学中的应用[J].护理研究,2014,28(8):2919-2920.

[3] 吕静,闫力,张昕烨,等.基于问题的学习教学法在外科护理学教学中的应用研究[J].中华护理教育,2014,11(1):27-29.

[4] 谢秀霞,崔爱琴,杨凤云."三步训练法"在外科护理学实践教学中的应用[J].中华护理教育,2010,7(10):450-451.

[5] 祝智庭,李锋.面向学科思维的信息技术课程设计:以高中信息技术课程为例[J].电化教育研究,2015,31(1):83-88.

[6] 蒋志辉,赵呈领,李红霞.基于微信的"多终端互动探究"学习模式构建与实证研究[J].

远程教育杂志,2016(6):46-54.

[7] 张云坤,王晓娟,罗翀,等.基于微信公众平台的大学生移动学习可行性分析及应用途径[J].亚太教育,2015(23):105-106.

（陈翠卿）

2

评价考核和质量保障研究

一、以岗位胜任力为目标的临床实践技能培训及考核方案在实习教学中的应
用——以临床医学专业实习教学为例

2017年,国务院办公厅在《关于深化医教协同进一步推进医学教育改革与发展的意见》中指出,我国要进一步加强医学人才培养,始终坚持把医学教育和人才培养摆在卫生与健康事业优先发展的战略地位,遵循医学教育规律和医学人才成长规律,立足基本国情,借鉴国际经验,创新体制机制,以服务需求、提高质量为核心,为建设健康中国提供坚实的人才保障[1]。卢书明等指出医学教育的宗旨是通过临床实践教学使医学生深刻认识医疗岗位的需求,发挥主观能动性,提高临床知识、临床技能、人文素养以及创新能力,从而具备较强的岗位胜任力[2]。早在1999年,美国毕业后医学教育认证委员会将临床医学岗位胜任力界定为住院医师应具备六大核心能力:照顾患者、医学知识、基于实践的学习和改进、人际和沟通能力、职业精神和素质、基于系统的实践[3,4]。而王大伟等将岗位胜任力衡量指标概括为医学知识、临床技能、社会角色、自我约束、人格特质、团队协作、人际沟通等[5]。总之,岗位胜任力是指胜任岗位工作所需要具备的能力素质,达到本岗位素质能力标准要求。

当前,各高等医学院校临床实践基地对实习生的教学质量参差不齐,教学内容不统一,教学方法各异,大多医院尚无统一的培训及考核方案。同一家医院,同一个专业,不同的临床轮转科室存在培训内容重复和遗漏现象,学生接受的培训和考核标准不一,给学生的学习带来很大的困扰。因此,实习医院制订各专业的《临床实践技能培训及出科考核方案》不失为解决上述问题的一个办法。以下以临床医学专业毕业实习带教为例。

临床医学专业毕业实习是高等医学院校临床医学专业教育的重要组成部分。姚金光等论述了人才培养质量是高校的生命线,完善的教学质量监控体系是实现人才培养目标的关键[6]。我院是广西科技大学直属附属医院,肩负区内、外,本、专科层次的临床医学专业毕业实习带教的职责。根据有关医学院校《临床医学专业人才培养方案》的培育目标和《临床医学专业毕业实习计划与大纲》的要求及国家《临床执业(助理)医师资格考试大纲》的内容,结合我院实际情况,特制订我院临床医学专业毕业实习《临床实践技能培训和出科考核方案》(以下称《方案》)。

（一）《方案》的制订和实施

1. 培训和考核目的

通过加强我院临床医学专业实习生临床基本技能培训和考核,提高临床医学专业学生临床实习的质量和效果。同时规范实习教学,提高教学能力和水平,培养能在各层医疗卫生机构从事临床诊疗和预防保健等工作的高素质技能型专门人才。

2. 培训目标

（1）掌握病史采集的内容和方法、全身体格检查的内容和方法、各种医疗文书的书写,包括完整病历、病程记录、各种申请单、检查单的书写。

（2）掌握医患沟通的基本原则和方法、体现人文关怀。

（3）正确判读常用的辅助检查结果:实验室检查、心电图检查、影像学检查（X 线、CT、MRI 等）。

（4）掌握疾病诊断的临床思维方法和诊断原则。

（5）掌握临床各系统常见病、多发病的病例分析,能制订正确的诊疗计划和开具医嘱、处方。

（6）熟练掌握临床常用的基本技能操作。

3. 培训内容

各相关带教科室(消化内科、肾内科、内分泌科、风湿免疫科、肿瘤血液科、神经内科、神经外科、普外科、泌尿外科、骨科、心胸乳腺外科、眼科、耳鼻咽喉科、妇科、产科、儿科、急诊科)根据实习生所在的高等院校《临床医学专业实习计划和大纲》及《临床三基训练-医师分册》及执业医师(执业助理医师)资格考试大纲梳理确定培训内容,详见表 2-1,按上述总体要求实行。

4. 考核内容

综合素质考核,内容包括理论考试、实践技能考核、其他素质评定等。

理论考试内容由科室组织命题,命题以实习教学大纲为依据,重点检测学科基本理论、基本知识、基本技能及学生分析问题、解决问题的能力。

实践技能考核部分包括症状问诊、体格检查、辅助检查结果判读、临床基本技能操作、病例分析五大块的内容。负责科室由教学管理部门统筹安排,详见表 2-1。

表 2-1 临床医学专业实践技能培训及出科考核内容安排表

负责科室	症状问诊	体格检查	实验室检查	器械检查	基本技能	病例分析
呼吸内科	1. 发热 2. 咳嗽与咳痰 3. 咯血 4. 呼吸困难	1. 体温测量 2. 呼吸测量 3. 气管检查 4. 胸部 (1) 胸部视诊:①胸部的体表标志,包括骨骼标志、垂直线标志、自然陷窝、肺和胸膜的界限,②胸壁、胸廓、胸围;③呼吸运动、呼吸频率、呼吸节律 (2) 胸部触诊:胸廓扩张度、语音震颤、胸膜摩擦感 (3) 胸部叩诊:叩诊方法、肺界叩诊、肺下界移动度叩诊 (4) 肺部听诊:听诊方法、正常呼吸音、异常呼吸音、啰音、胸膜摩擦音	1. 痰液病原学检查 2. 胸腔积液常规及生化检查 3. 血气分析(PaO_2、$PaCO_2$、血氧饱和度、pH)	1. X 线平片影像诊断: (1) 正常胸片 (2) 肺炎 (3) 浸润型肺结核 (4) 肺癌 (5) 气胸 (6) 胸腔积液 2. CT 影像诊断: (1) 肺炎 (2) 肺结核 (3) 肺癌	1. 吸氧术 2. 吸痰术 3. 胸腔穿刺术 4. 物理降温	1. 慢性阻塞性肺疾病 2. 支气管哮喘 3. 肺炎 4. 肺结核 5. 支气管扩张 6. 肺癌 7. 呼吸衰竭

续表

负责科室	症状问诊	体格检查	实验室检查	器械检查	基本技能	病例分析
心血管内科	1. 胸痛 2. 心悸 3. 水肿	1. 脉搏(脉率、脉律)检查 2. 血压测量 3. 颈部血管检查 4. 心脏视诊:心前区隆起与回陷、心尖搏动、心前区异常搏动 5. 心脏触诊:心尖搏动及心前区异常搏动、震颤、心包摩擦感 6. 心脏叩诊:心界叩诊及左锁骨中线距前正中线距离的测量 7. 心脏听诊:心脏瓣膜听诊区、听诊顺序、听诊内容(心率、心律、心音、心音改变、额外心音、心脏杂音、心包摩擦音) 8. 外周血管检查 (1)脉搏:脉率、脉律 (2)血管杂音:静脉杂音、动脉杂音 (3)周围血管征	心肌损伤标志物:CK-MB、肌钙蛋白等	1. 心电图诊断: (1)正常心电图 (2)窦性心动过速 (3)窦性心动过缓 (4)房性期前收缩 (5)心房颤动 (6)阵发性室上性心动过速 (7)室性期前收缩 (8)室性心动过速 (9)心室颤动 (10)房室传导阻滞 (11)左、右束支传导阻滞 (12)左、右心室肥厚 (13)急性心肌梗死 2. X线平片影像诊断:心脏增大(二尖瓣型、主动脉型和普大型)	1. 动、静脉穿刺术 2. 心电监护仪的使用 3. 心电图检查	1. 心力衰竭 2. 冠状动脉性心脏病 3. 高血压 4. 心律失常 5. 心脏瓣膜病 6. 结核性心包炎
……	……	……	……	……	……	……

其他素质如医德医风、沟通能力等,详见表2-2。

5. 考核办法

(1)考核方式。理论考试和实践技能考试采取终结性评价,其他素质考核采取形成性评价的方法。理论部分采取闭卷笔试方式;实践技能部分采取现场考核或模拟考核方式。

(2)试卷要求。

①理论考试:试卷采取百分制,题型包括客观题(A1、A2选择题等),分值占20%~60%,题量不小于20题,每题分值不大于2分;主观题占40%~80%,包括名词解释、简答题、病例分析(诊断及依据、进一步检查、鉴别诊断、治疗原则)等。包含A、B卷,每卷附试卷详细参考答案及评分标准。②实践技能考试:内容包括常见症状问诊、体格检查、辅助检查(实验室检查化验单判断、心电图图谱判读、影像学检查阅片)、基本技能操作、病例分析五大部分。各部分考核内容随机抽签决定或由考官决定。每项考核内容应附评分标准,采取百分制。

(3)考核时间。各科室应在学生出科前1~3天内进行出科考核。

(4)监考。由科室组织安排考试和监考。

(5)成绩登记。考生考试结束后,带教教师或教学秘书及时红笔改卷,并将考核成绩登记在《实习生出科考核评价指标及分值》(表2-2)和学生《实习生鉴定手册》上。

表2-2 实习生出科考核评价指标及分值

考核项目	得 分	满分值	考核项目	得 分	满分值
操作技能		30分	人际沟通能力		3分
书面考试		20分	协助精神		2分
理论提问		10分	责任心		2分
报告单书写		10分	服从分配		2分
卫生宣教		5分	尊敬师长		2分
医德医风		5分	职业形象		2分
劳动纪律		5分	生活作风		2分
合 计					

(二)教学质量保障体系

1.教学管理机构

医院设置完整的教学管理机构,负责实习教学管理。主要包括以下四级管理机构:医院实习管理科—教研室—教研组—教学小组。每级机构设负责人(主任、副主任)和教学秘书。我院共设 21 个教研室,教研室下设共 27 个教研组,教研组下设共 23 个教学小组。见图 2-1。教学管理人员共 91 人。

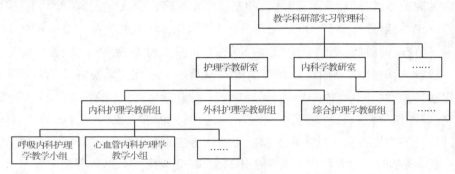

图 2-1　教学机构组成

2.师资队伍

全院师资共 651 人,其中高级职称 101 人,约占 16%;中级职称 374 人,约占 57%;三年以上的高年资初级职称 176 人,约占 27%。见图 2-2。师资队伍梯队合理,满足教学需要。

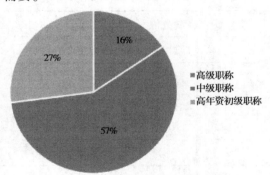

图 2-2　师资职称构成比

(三)应用探索与总结

除临床医学专业外,其他专业如护理学、助产学、药学、检验医学、影像医学、康复医学、营养医学、口腔医学等也制订本专业的临床实践技能培训及出科考核方案，所涉轮转科室均参与方案的制订与实施。实习教学管理部门分别对带教教师及学生进行了教学现况调查，结论是近期成效明显，《方案》增强了带教教师的教学责任感和使命感；明确了带教内容及目的，规范了带教行为；学生明确了每个轮转科室的学习内容和目标，对出科考核内容及标准心中有数，增强了学习自信。教学有秩序进行。远期成效如执业资格考试通过率、毕业后岗位胜任力等，有待进一步跟踪观察。

【参考文献】

[1] 教育部.国务院办公厅印发《关于深化医教协同进一步推进医学教育改革与发展的意见》[EB/OL]. http://www.moe.gov.en/jyb_xwfb/s6052/moe_838/201707/t20170711_309176.html.

[2] 卢书明,李春艳,李琦,等.培养医学生临床岗位胜任力的实践与思考[J].医学与哲学（A）,2018,39（6）:61-63.

[3] 朱庆双,张建,贾建国,等.以岗位胜任力为核心的临床实践能力培养模式的构建[J].医学教育管理,2016,2（1）:332-339.

[4] Regnier K,Kopelow M,Lane D,et al.有效的继续医学教育活动:提高医生实践水平改善患者临床疗效[J].中国继续医学教育,2012,4（2）:51.

[5] 王大伟,刘岩峰.以岗位胜任力为导向的医学人才培养模式的研究与实践[J].吉林医学,2015,36（6）:1271-1272.

[6] 姚金光,唐乾利,覃丽燕,等.民族地区医学院校"12345"教学质量保障体系的构建与实践（1）——以右江民族医学院为例[J].右江民族医学院学报,2018,40（3）:282-286.

（林素珍）

二、民族地区医学院校临床教学基地同质化实习质量的思考

围绕健康中国目标，全面落实卓越医生教育培养计划2.0，培养一流医学人才，是当前医学院校教育教学改革的重要任务。卓越医生教育培养计划2.0强调，医学院校要强化实践教学，严格毕业实习管理和考核，保障人才培养质量。医学院校学生毕业实习是本科医学教育的关键环节，以右江民族医学院临床医学本科为例，5年本科教育中有1年的毕业实习，每年600多名临本学生安排在6所附属医院、34所教学医院和实习医院实习。因各附属医院、教学医院、实习医院的教学基础设施、师资队伍、教学投入、教学氛围等存在诸多差异，造成各临床教学基地实习质量参差不齐。

（一）影响民族地区医学院校临床教学基地同质化实习质量的主要因素

1. 附属医院、教学医院、实习医院教学设施的差异

临床教学基地教学质量和水平提升的基础是教学设施。近年来，随着社会的快速发展，科技的不断进步，各大附属医院、教学医院和实习医院的教学设施有了明显的改善，促进了教学质量改革和水平提高。然而，由于临床教学是一项系统性复杂工程，也是一个动态化管理调整过程，各大医院受到教室、教师、图书、训练中心等资源的差异限制，一些基本的临床教学设施有所欠缺，与学生的实习教学需求相比，存在较大差距。一些附属医院、教学医院、实习医院将资源配置的重点放在医疗技术、项目研发等方面，从而忽视了临床教学设施的投入，直接影响和制约临床教学工作的有序开展，教学资源匮乏、教学设施陈旧等，都对临床教学质量和水平的提高形成不利影响。

2. 附属医院、教学医院、实习医院教学管理制度的制订与执行差异

临床实习教学管理工作的内容较为复杂，不仅涵盖了教学管理体系、机构及人员配备，而且涉及教学管理机制、制度等的建立、执行情况等。通过健全和完善的教学管理体系，能够发现教学管理过程是否科学合理，教学管理工作是否高效，教学人员职责内容是否明确和规范，教学管理制度、考核制度、激励培训制度是否健全与完善等。各大临床教学基地对临床教学工作的重视程度不一，在教学细节方面各具特色。一些医院临床教学经验丰富、管理模式先进、管理方式灵活，能够为师生创造融洽、和谐的临床教学环境，确保实习效果。当然，也有一些医院临床教学体系不完善，教学管理机制不健全，致使学生临床实习成效不够明显。

3. 附属医院、教学医院、实习医院教师教学能力的差异

临床教学基地教师的履职能力和责任感是临床教学质量提升的重要保障，师资队伍整体能力和水平的提高是确保临床教学质量的根本保证[1]。具体的临床实习教学中，教师通过详细的解读与传授，以严谨的治学态度和高超的医学技术来感染学生、影响学生。日常临床教学过程中，部分医师因工作任务繁重，没有过多的时间亲自指导实习生，临床教学方面投入的时间和精力不多。也有一些教师主动带教的意识不强，教学能力方面存在欠缺和差距，或者对临床教学工作不够重视，缺乏客观、全面的认识，从而影响临床教学实习效果。

4. 附属医院、教学医院、实习医院实习生的差异

附属医院、教学医院、实习医院在接收实习生过程中,存在数量、水平等方面的差别,一些医院所接收的实习生数量较多,造成有限的教学资源极度匮乏,无法为实习生提供足够的临床教学实例,致使实习生接触患者的机会不多,对临床实习成效形成不利影响。当然,也有一些医院所接收的实习生人数较少,造成临床教学资源过度浪费,难以调动医院、医生和实习生的积极主动性。

对于民族地区医学院校毕业生而言,毕业之后的择业压力相对较大,一些毕业生为了快速找到工作或复习考研而忽视临床实习,也有一些学生尽管全身心参与到实习过程当中,但是受到实习环境、教学设施等因素的影响,学习内容及方式有了较大变化,从而难以尽快适应新的学习环境。

5. 现代信息技术运用到实习教学与管理的差异

临床医学实习过程中,实习生前往实习的医院较为分散,实习医院带教医生的时间和精力比较有限,特别是无法全程参与教学和指导,这就需要利用现代信息技术创新传统教学模式,并且为临床实习质量的提高提供保障[2]。

就当前的实习现状来看,绝大多数医学院校没有对实习医院进行统一管理,实习管理系统尚未完善和充分利用,实习管理模式依然使用传统的方法、手段,特别是对临床教学设施、师资力量、活动开展、教学评估等无法实施动态化监控,与现代化实习教学管理需求相比存在较大差距。另外,相当一部分附属医院、教学医院和实习医院受到基本条件限制,现代信息技术运用不到位,整个临床实习教学依然沿用传统模式,导致信息资源整合和利用不充分。

(二)推进民族地区医学院校临床教学基地同质化实习质量的措施

1. 各临床教学基地加大经费投入,不断改善临床教学环境及设施

各临床教学基地要重点建设学生宿舍、食堂、图书馆、网络教室、自主学习室、互联网+临床技能训练中心等教学必备的基础设施,确保每位实习生享有同等优质的实习环境和教学设施,让实习同学能够安心实习,能够充分利用信息技术提高实习教学质量。

2. 加强直属附属医院实习教学能力建设,树立临床教学基地标杆

(1)成立附属医院、实习医院、教学医院教师培训中心。为全面提高临床教学质量,增强附属医院、实习医院、教学医院的教书育人意识,需要将直属附属医院建成高标准教师培训中心。培训中心需要设置与医院类似的虚拟病房、诊

断室、手术室、材料室、实验室等架构,培训内容包括带教方法、带教技巧、带教规范、临床操作规范、职业道德教育、思政教育等。全年对各临床教学基地教师开放,让各临床教学基地教师全面接受专业的训练,以此来掌握更加专业的带教技能与技巧[3]。

(2)成立非直属附属医院、实习医院、教学医院教学示范中心。在直属附属医院成立教学示范中心,目的是建立统一的目标体系,达到各附属医院、实习医院、教学医院之间吸取教训、分享经验的目标,将成熟经验、先进成果分享给其他临床教学基地。每年定期将各临床教学基地汇聚起来,全面学习 QC 小组活动、质量管理体系、PDCA 循环等方面知识,实现教学质量管理工作全流程对外开放,通过学习、观摩、交流、借鉴等方式学习先进,树立质量标杆,进行推广普及和深度运用[4]。

3. 加强临床教学基地制度建设

就临床教学基地而言,需要在日常的临床教学过程中充分运用现代信息化手段和科学管理理论,吸取教训、总结经验,构建科学、完善的教学管理体系。与此同时,民族地区医学院校根据充分的调查和研究,制订一整套规范的实践教学管理制度供各实习教学基地学习参考。民族地区医学院校还要加强对临床教学基地的检查和指导,将临床教学基地制度建设纳入每年实习教学工资检查的范畴,在传统的教学基础上不断改进和优化,特别要重视对临床基地教学管理制度体系的健全和完善,对教学管理制度不完善、不适合时代要求的部分基地,及时指导其完善和改进。

4. 临床教学基地师资队伍建设

各非直属附属医院、实习医院和教学医院要向直属附属医院看齐,充分利用医学院校在直属附属医院建立的教师、教学管理人员培训中心和教学示范中心,全面提高临床教师综合素养。医学院校和各临床教学基地要在政策激励、相互支持的基础上实现互利共赢。各临床教学基地制订年度师资培训计划,分批选派青年骨干教师到医学院校教师培训中心脱产学习,并邀请业内专家、教授及学者亲临医院指导,开展学术专题讲座,为先进工作者和优秀医生提供外出考察学习、进修深造等机会。同时,通过以赛促学、以比促进的方式,民族地区医学院校和各临床教学基地定期、不定期组织临床教学实验大赛、精品课程申报评比等活动,为广大医学教师提供施展才华的平台,为高水平、高质量建设临床教学基地师资队伍奠定基础。

5. 根据实际需求调整实习基地布局和实习分配制度

民族地区医学院校要构建科学、完善的临床教学基地评价指标体系，以此对临床教学基地实施动态化监测、分析和评估，建立动态调控、督查整改和退出机制，监督整改落实情况，及时暂停实习质量不合格的临床教学基地带教。附属医院、实习医院和教学医院要结合自身实际和实习生临床实习需求，及时调整实习生分配方案，每个临床教学基地的实习不宜过多也不宜过少，既要保证实习拥有充足的资源，又要保证临床教学基地拥有带教的动力。民族地区医学院校分配实习生时，每个临床教学基地的学生质量要均衡分配，优良中差都要有，优秀学生带动不优秀的学生，避免传统实习分配方式带来某些基地全是优秀学生或全是不优秀的学生的局面。

6. 推进现代信息技术与实习教学、实习管理的深度融合，实现"互联网+毕业实习"

（1）使用校级实习教学管理系统，包括实习轮转安排、实习考核、实习考勤等功能。每一个阶段的临床教学工作完成之后，需要运用实习教学管理系统进行考核验收，具体分为三个部分：一是理论考试，从本阶段学习科目中随机抽取理论试题，由带教教师和医学院校教师共同监考，并统一调阅试卷；二是实践技能考核，根据阶段实践操作内容，随机抽选实践操作题，根据实习生的实践操作效果，给出客观、综合评价；三是综合表现，由带教教师对实习生临床学习过程中的出勤情况、学习态度、日常表现、平时练习等情况进行归纳、总结，并作出客观、全面评价。理论考核不合格者，于成绩公布一周后参与实习医院组织的统一补考；实践技能考核不合格者，在一周后参加统一补考。理论考核、实践考核、综合表现三个方面的平均分为最终实习成绩。实习生实习成绩作为实习医院及带教医生专业化水平、教学质量的评估指标之一。

（2）使用校级实习基地管理系统，包括对临床基地硬件、师资队伍、教学活动开展情况进行实时监控及评估。客观、综合评价其结果，所有结果在校级实习基地管理系统中存放，并通过网络对外公布，将考评结果与临床实习带教医生的职务晋升、薪酬福利、选先评优、年终奖金等挂钩，并作为下一年度聘用的参考依据。

（3）直属附属医院建立健全完善的临床实习在线开放课程库供所有实习学生学习。由直属附属医院教学部组织召开在线开放课程统筹部署会议，明确在线开放课程建设目标、任务及内容,严格依据临床执业医师考试大纲、指南要求进行课程内容的设计。直属附属医院严格按照任务表,结合自身实际,进行在线开放课程资料库建设,并交由教务处审核,最后定稿入库,形成完整的课程题库供所有实习生在线学习,实现优质教学资源共享,补齐临床教学基地短板。

(三)结语

通过医学院校、临床教学基地、教学管理人员、带教教师、实习学生多方努力,规范实习管理制度,加大实习经费投入,增强实习管理人员、带教教师的意识和能力,全面提高民族地区医学院校实习教学质量,实现各临床教学基地实习质量同质化。

【参考文献】

[1] 卢海涛,康与绯,张文川. 对非直属附属医院教学质量影响因素的调查研究[J]. 基础医学教育,2015,17(2):178-180.

[2] 吴颖. 课前试讲在非直属附属医院临床教学质量控制中的实践[J]. 浙江医学教育,2015(6):7-9.

[3] 吕慧慧,刘紫阳,伍盼盼,等. 转变教育思想观念,提高实验教学质量[J]. 中国中医药现代远程教育,2016(6):8-9.

[4] 简希尧,孔元蓉. PDCA 循环在医院临床教学管理中的应用[J]. 现代医院,2016,16(1):89-94.

(廖天保)

三、情景教学对创伤手外科实习生出科操作考核的影响与探讨

临床实习是临床护理实习生实现角色转换及适应的关键时期,是培养临床可用性人才的有效途径。实习生教学与管理方法层出不穷,情景教学便是近年来最受关注的教学方法之一,其能够改变传统的单一教学模式,强化实习生实践锻炼与知识表达,通过构建不同情景,将形象思维与抽象思维结合起来,考核实习生应变能力。出科操作考核是每个科室根据本科病种特点,制订相应的操作对实习生进行考核,观察学生在本科室实习期间,学到的知识与操作能力。传统考核缺乏灵活性和综合性,效果不佳。为了更好地提高教学质量,本科对出科实习生操作考核使用情景教学考核,效果良好。

(一)资料与方法

1. 一般资料

选择 2017 年 1 月至 5 月 40 名实习生作为对照组,其中女 35 名,男 5 名;年

龄在 19—24（20.5±0.5）岁；将 2018 年 1 月至 5 月 40 名实习生作为实验组，其中女 32 名，男 8 名；年龄在 20—24（21.5±0.3）岁。纳入标准：全日制专科生；实习生均了解本研究目的；排除本科生及中专生。两组实习生一般资料比较差异无统计学意义（$p>0.05$），具有可比性。

2. 对照组

采用传统方式考核，即带教教师按照本科室操作特点，选取同一项操作，按照大纲要求进行培训，培训后考核。

3. 实验组

采用情景模拟教学进行培训，具体措施如下：

（1）根据创伤手外科病种特点，明确主题之后设计场景。

（2）由带教教师组织学生进行相应内容培训，并对操作中可能发生的问题进行预先指导。在培训后给予学生进行分组查资料、讨论等做好准备工作。

（3）明确模拟现场，一般以病房为主。根据所选主题进行场景布置，实现仿真效果，让实习生身临其境，易进入主题角色。以 5 名实习生为一组，每位有各自角色，预设情景要素（场所、角色、对话、行为等），带教教师在其中起观察及指导作用，适当参与讨论并给予意见指导，督促检查实习生准备情况，为考核做好准备。

（4）考核中带教教师可随时根据主题提出问题，观察学生的临场反应及应变能力。

（5）操作考核结束后，各组学生可相互对比操作优、缺点，针对这项操作考核提出意见及建议。

（6）带教教师对情景教学操作考核进行评价及总结，指导学生掌握学习方法及技巧，加强学生对知识的记性力。

（7）针对操作考核结果，制订下一批次实习生操作培训目标，做到尽善尽美，从而提高学生对本科室教学工作的满意度。

（二）结果

两组实习生通过操作考核的合格率比较，实验组实习生操作考核达标率均高于对照组（$p<0.05$），见表2-3。

表 2-3　传统教学操作考核与情景教学操作考核达标率比较

项　目	人数	病情评估	操作能力	知识掌握	沟通能力	综合评价
对照组	40	23(57.5%)	35(87.5%)	32(80.0%)	28(70.0%)	29(72.5%)
实验组	40	38(95.0%)	40(100%)	39(97.5%)	37(92.5%)	40(100%)
χ^2		11.352	15.375	11.226	10.286	14.316
p		<0.01	<0.01	<0.01	<0.01	<0.01

（三）讨论

创伤手外科是一个操作、护理比较综合性的科室,具有工作量大、患者病情观察、护理要求高等特点。护士必须具备专科知识与操作技能、较强的应急能力及分析能力。实习生刚从学校出来,对临床知识与操作技能有一定的恐惧心理,传统教学模式使学生应付式地对待出科操作考核,未能使其展开思维畅想,老师难于知晓学生是否学有所得。为了使学生能尽快进入角色,情景模拟教学至关重要,能使学生对病情的观察、沟通、操作、护理有一定的了解及掌握,可提高实习生多方面的临床工作能力,为今后工作打下良好基础。

本研究结果显示,实验组实习生在各方面考核中成绩明显超过对照组,两组平均成绩数据差异明显,具备统计学意义。这一结果证明情景教学可以提高实习生理论、实践操作能力、疾病观察、应变处理、沟通能力,对学生各方面能力的培养有显著成效。

综上所述,情景教学在学生出科操作考核中,可以观察到学生在临床工作中学有所成,学有所用,对实习生的多元化能力有较好的培养作用,为将来在临床工作能独当一面做准备,值得应用。

【参考文献】

[1] 汤苏怡.情景教学在临床护理教学中应用与价值讨论[J].中国保健营养,2018(8):23-33.
[2] 习春杨.情景模拟教学法提高护理实习生病情评估及急救能力的效果观察[J].全科护理,2017,15(35):4450-4451.
[3] 曾娜芬,陈蕾,党慧,等.思维导图结合情景模拟教学在手术室实习生岗前培训中的应用效果评价[J].广西医学,2018,40(10):17:1251-1253.
[4] 廖月霞,王正兵,刘永兵,等.护理专业实习生中期"多站式"考核方案设计与应用[J].2016(19):101-102.

（言瑞雪）

四、团队点评式考核模式在护理实习生出科考核中的应用

20世纪90年代以来,随着医学模式的转变以及医学院校的大幅度扩招,临床实践教学资源短缺和学生数量不断增加之间的矛盾日益突出[1]。临床教学是护理教学必需的重要教学组织形式,是培养护理专业学生分析和解决问题能力及护理操作技能的有效途径。通过临床教学,学生将课堂所学的专业理论知识应用于解决患者健康问题的过程,毁炼了学生的专业实践能力,为今后走上护理工作岗位打下坚实基础。作为护理教育的一种特殊教学组织形式,临床教学也具有一定的程序,并需要精心设计[2]。临床实习是临床教学的重要组成部分,又称生产实习或毕业实习,是指全部课堂教学完成后,集中时间对学生进行临床综合训练的一种教学形式。临床实习是护理教学过程中重要的教学手段,是继续完成和达到教学计划规定的培养目标的最后阶段,是整个专业教学计划的重要组成部分。它通过安排学生直接到医院科室担任护士工作,巩固强化理论课所学知识和技能,培养学生良好的职业道德和行为,是检验教学质量的手段[2]。所以采取有效的教学方法显得尤为重要。本研究选取了本科室自2017年1月至2018年10月接收的145名护理实习生,分析和总结团体点评式考核教学的应用及教学效果,以备临床教学护理工作参考。

(一)临床资料

1. 一般资料

回顾性分析2017年1月至2018年10月本科室接收的145名护理实习生,年龄在18—24岁,考核成绩均在90分以上、出科满意度100%、考核时间由原来的1小时缩至0.5小时。所有同学均满意出科。

2. 方法

以团队点评式进行操作出科训练及考核的方法,在入科后先示范如何实行团队点评式教学,然后让同学进行练习,并告知出科操作考核也以此方法进行,即每一批到科室实习的同学列为一个小团队,同批次同学的所有教学和考核均从中抽取其中一位同学进行示范和考核,其他同组人员通过操作标准对其存在的不足加以点评。在出科操作考核时,随机抽取团队中一名同学作为考核对象,由该团队的其他同学先点评,未点评出来的由考核老师点评。而由老师点评出来的则作为这个团队的扣分点,然后考核对象取得的成绩即作为该团队的

出科成绩。

(二)结果

通过团队点评式训练及考核,实习生考核成绩均在 90 分以上、达到优秀等级、出科满意度 100%、考核时间缩减 50%。而为了不给团队拖后腿,每一位同学在平时都很认真学习、练习,努力提高自己,弥补自己的不足之处。此外,制订问卷调查表,调查护理实习生对团队点评式教学效果的评价及认同情况。考核完毕统一发放问卷,当场收回,回收率 100%,有效率 100%,见表 2-4、表 2-5。

表 2-4 护生对团队点评式教学效果的评价

项 目	人数	好	一 般	差
自主学习能力	145	140(96.5%)	5(3.5)	0(0.0)
团队合作能力	145	142(97.9%)	3(2.1)	0(0.0)
组织沟通协调能力	145	144(99.3%)	1(0.7)	0(0.0)
参与护理质量控制的能力	145	141(97.2%)	4(2.8)	0(0.0)

表 2-5 护生对团队点评式教学模式的评价

项 目	人数	是	否
喜欢团队点评式考核模式	145	144(99.3%)	1(0.7%)
促进自己在团队合作方面的能力	145	141(97.2%)	4(2.8%)
希望其他教学也采取团队点评式教学模式	145	143(98.6%)	2(1.4%)

(三)讨论

1. 提高自主学习能力

采取团队点评式考核模式的方法新颖,有利于激发临床护理实习生自主学习的热情和兴趣,同学们自主学习能力得到了提高。在临床教学中采用上述形式的教学活动,临床护理实习生能主动参与到教学活动中,多数护生对此教学模式持积极态度,有利于临床护理实习生将平时枯燥的理论知识应用于临床护理操作技能实践中。团队点评式教学考核模式,同学们取长补短,完善自我,不仅激发了临床护理实习生自主学习的兴趣,而且有助于培养临床护理实习生的新思维模式。团队点评式考核现场点评体现了学生的主体地位。学生及时评价,师生共同评价,改善了课堂心理气氛,容易调动学生的学习积极性,激发学生的学习兴趣。学生通过考试巩固了所学的理论知识,强化了实际动手能力。考试中现场点评实际上为学生提供了一次再学习的机会,学生在考试中学习,在考试中得到进一步的锻炼和提高。团队同学现场点评可以有效地增加同学之间的交往,并通过彼此的争论与平衡共同达到小组的目标。合作学习理论认为,学生在学习中有4种“需要”值得关注,即归属(友谊)、影响别人的力量(自尊)、自由和娱乐。在护理技能操作考核中学生通过小组成员之间的自检,学会了共同学习也满足了心理需要。学生对教师的评价往往是被动接受,但对同学的评价往往不易接受,由此常引起学习上的争论,为了证实自己的正确,常不惜循证反驳,如此反复,达到了对理论知识的掌握。在团队点评式教学考核模式中,将学习的主动权转交回临床护理实习生手中,为同学们创造了轻松的考核氛围。教师给予学生的反馈和激励,增加了学习的成就感,有利于教学目标的实现,同时也提升了临床护理实习的质量。由此可见,团队点评式教学考核方式,是一种新型、有效、适用于临床护理实习生教学的模式。

2. 培养团队合作能力

团队点评式教学考核方式,建立在发挥团队精神、互补互助以达到团队最大工作效率的基础上。对于同组成员,不仅要有个人能力,更需要与其他成员协调合作的能力。在实际临床护理工作中,特别是抢救时,更需要医护团队的共同配合,才能提高抢救成功率[4]。同学们为考出好成绩,就会一起研究、讨论如何使操作不好的同学在出科考核时能取得好成绩。讨论出结果后就督促同一团队成员加强练习。当再次遇到同类事件时,就会全员配合。通过这一教学活动,既缩短了教学临床的差距,也培养了学生团队精神。通过团队点评式考核方式,营造出互帮互助、团结向上、共同进步的学习环境。同学们根据反馈认识自身的不足及操作缺陷,并进行操作训练,从而提高学习效果、认识能力和团队协作能力。

3. 提高了组织沟通能力

通过团队点评式考核模式,同学们需自行组织语言,考虑如何进行有效沟通才能展现自我团队的能力。通过这一教学活动,一是提高了理解别人的能力,二是提高了自我表达的能力。在护理工作过程中,护士大多时间都在用于沟通,只有小部分时间用于分析问题和护理操作。俗话说:台上一分钟,台下十年功。有效的沟通是一门学问,也是一门艺术,要想拥有高效的组织沟通能力,就需要平日里不断锻炼加以积累。通过团队点评式教学考核,可以发现自己和队友存在的不足,然后进一步提出整改措施并实施。因此,同学们的组织沟通能力就得到了质的提高。

4. 培养了参与护理质控的能力

团队点评式考核提高了临床护理实习生的点评能力和技能操作水平,按操作标准点评,为今后护理质量管理奠定了基础。以往技能考核时只有监考老师点评,学生处于被动地位,学习效果不佳。临床护理实习生参与点评,变被动学习为主动学习,积极认真地学习护理技能操作规程及评分标准,通过点评从他人操作中发现问题并积极改进。同学们没有发现的问题,老师再进行指导总结,更加深了护生的印象,从而使护生的护理技能操作水平得以不断提高。

(四)小结

团队点评式考核以临床护理实习生为主体的护理教学理念颠覆了传统观念,充分调动了教学双方主观能动性,让同学们分享相关信息、经验和观点,使其好奇心、自尊心得到满足,个人才华也得到充分展示,从而提高了对教学工作的满意度。综上所述,在临床护理教学考核中进行团队点评式教学符合教育发展需要,能使临床护理实习生逐步掌握以病人为中心的身心整体护理所必备的各种技能,可以帮助护生巩固和验证所学理论知识,训练护生的基本护理技能,调动了护生的学习热情,充分发挥了护生的主观能动性,培养了护生临床思维、分析和解决问题的能力及独立工作能力,为护理队伍培养出了高素质的护理人才。

【参考文献】

[1] 梁涛,郭爱敏.临床护理情景教学[M].北京:人民卫生出版社,2013.

[2] 姜安丽.护理教育学[M].北京:人民卫生出版社,2006.

[3] 张慧君,陈彩林,张瑞玲.点评式教学在临床护理教学中的应用[J].全科护理,2012,5(10):1329-1330.

[4] 王为民,战明侨,柳青.基于团队合作学习的翻转课堂模式在急救护理技术教学中的应用[J].教学探讨,2017,7(35):59-60.

(陆素陶)

五、二维码技术在手术室临床护理教学中的应用及效果评价

临床护理教学是学校教育的延伸和拓展,是护理实习生将理论知识与实践技能有机结合应用于临床,培养其相应的职业胜任能力,使之从学校阶段顺利过渡到临床阶段的重要时期。手术室作为医院的特殊区域,专科性较强,其工作内容和流程与病房护理差异性较大,而学生在学校所接受的手术室护理相关学习内容又相对有限,如何让护理实习生能在短时间内系统接受手术室专科理论和技能培训,完成手术室实习目标,初步培养手术室护士的工作思维,一直是我科工作的研究方向。随着网络的广泛覆盖,智能手术的普遍使用,扫码支付、扫码阅读已成为广大人民群众生活的一部分,我科自 2018 年 2 月以来,将二维码技术应用于手术室护理教学中,效果满意,现报告如下。

(一)二维码的概述

1.二维码技术

二维码技术就是利用特殊几何图形有规律分布而成的黑白相间图案,然后通过专门的读码设备或智能终端设备,例如智能手机、平板电脑等,在网络中进行扫描识别,从而获得二维码中所包含的信息,包括文字、图片、符号、音频、视频等。

2.二维码的制作使用

首先拍摄照片或视频,再进行视频剪辑并配音解说,通过二维码生成器生成二维码。使用者打开手机网络,进入微信或其他具有扫描功能的 APP,对准二维码进行扫描,即可查阅扫描结果。

(二)资料与方法

1.一般资料

选取 2018 年 2 月至 2018 年 5 月在我院手术室临床实习的本专科护理实习生共 60 名作为研究对象,其中男生 8 名,女生 52 名,年龄 20~23 岁,平均年龄(20.99±2.00)岁,实习时间为 2 周。采用随机数字表分成对照组和实验组各 30 名,进行同期对照研究。对照组采用传统的以带教教师讲授示范为主的教学模式,实验组采用学生扫二维码自主学习为主体、带教教师为主导的教学模式。临床带教教师资质均要求本科以上学历、护师以上职称、三年以上工作经历,具备良好的职业素养、工作能力和教学能力。两组护生在性别、年龄、实习时间以及带教师资等基线资料方面比较,差异无统计学意义($p>0.05$),具有可比性。

2. 方法

(1)对照组。采用传统的以带教教师讲授示范为主的教学模式。

①入科当天,由教学秘书负责入科教育,讲授内容包括科室介绍、环境布局、工作特点和要求、手术室实习目标、实习要求、考核要求等,示范手术室人员着装要求、出入手术室流程等基础操作。

②入科第二天,由教学秘书集中进行基础及专科护理技能操作示范,包括周围静脉留置针输液术、导尿术、外科手消毒、开无菌包铺无菌台等。

③实习2周期间,进行"一对一"带教,带教教师按照"手术室临床护理教学计划"及"手术室临床护理教学路径表"的内容自行负责护理实习生2周的临床教学,教学内容包括基础知识、基础技能、专科知识、专科技能、专科仪器操作五方面。

④实习期间,学生参加科内小讲课1次,第2周后期进行专科理论知识、专科操作技能的考试、完成手术室教学评价表的填写。

(2)实验组。在对照组的基础上,采用学生扫二维码自主学习为主体、带教教师为主导的教学模式。

①入科当天,教学秘书进行入科教育后,组织全体学生扫码加入"手术室教学微信群",并上传"手术室人员着装要求""出入手术室流程"操作视频的二维码。与学生达成学习目标,即学生入科当天自主扫码学习,并掌握。

②入科第二天,取消组织全体学生集中进行基础及专科护理操作示范,改为上传手术室相关护理操作视频的二维码至微信群,包括"外科手消毒""手术室无菌术""仰卧位安置法""截石位安置法""体表静脉留置针输液术""男女病人导尿术",由学生自主扫码学习,学习地点、时间、频次不限。与学生达成学习目标,必须在第一周内自主学习完毕,并在临床中实践。

③实习期间,将手术室实习大纲中要求学生掌握的专科知识、专科仪器的操作视频生成二维码,上传至微信群,供学生随时扫码学习。

3. 评估

(1)专科理论、专科操作考核。在实习第2周后期进行,理论考核由护士长或教学秘书组织闭卷考核;专科操作考核由护士长或教学秘书依据操作评分标准进行现场考核,分值均为100分。

（2）手术室教学评价。通过自行设计评价表，主要包括学生自评，对手术室教学评价两方面，评价结果分为很满意、满意、一般、不太满意、很不满意五项。在学生出科考试时进行填写。

4. 统计学分析

使用 SPSS 22.0 统计软件进行数据处理。计量资料用($\bar{x}\pm s$)表示，采用 t 检验。计数采用例表示，采用 χ^2 检验。$p<0.05$ 为差异有统计学意义。

（三）结果

1. 两组护理实习生的专科理论成绩及操作考核成绩比较

对照组和实验组护理实习生专科考核成绩比较见表2-6。

表2-6 两组出科考核成绩比较($\bar{x}\pm s$)

项 目	人数	专科理论成绩/分	专科操作成绩/分
对照组	30	85±3.1	89±3.0
实验组	30	88±1.9	96±1.5
p		<0.05	<0.05

2. 两组护理实习生的手术室教学评价比较

对照组和实验组实习生手术室教学评价比较见表2-7。

表2-7 两组手术室教学评价比较

项 目	人数	学生自评			对手术室教学评价		
		满意	一般	不太满意	满意	一般	不太满意
对照组	30	17	10	3	22	8	0
实验组	30	25	4	1	28	2	0
p		<0.05			<0.05		

（四）讨论

（1）二维码技术的应用，方便学生随时随地学习，学习时间、场地、频次不受限制，不再仅依靠带教教师集中进行讲授示范，不再需要学生来回科室接受培训，有效利用了学生的碎片时间，提高了学习效率。从表2-7中也可以看出学生满意度均明显提高。

（2）学生扫码学习，减少了教学秘书或带教教师反复讲解示范的时间，提高了教学效率，提高了老师满意度，同时规范、统一了手术室专科操作标准，避免了带教教师业务水平或教学能力参差不齐导致的学生学习未同质化，保障了教学质量和安全。

（3）通过扫码反复学习，提高了学生专科理论及专科操作能力，弥补了学生学习的不足，减少了工作中的无助、恐慌感，提高了学生自信心。从表2-6两组研究对象出科考核成绩比较中也得到了体现。

（4）扫码学习提高了学生的学习自主性、自由性，如果离开老师的监督，就可能会给某些学生创造不学、少学的机会，因此全程离不开带教教师的管理和指引，老师必须提供明确的教学计划和目标，比如，入科当日必须扫码学习当天上传的二维码，以巩固入科教育的内容；入科一周内要扫码7项专科操作视频进行学习，并在工作中不断检验学生的学习效果。

二维码作为新型存储介质，携带的信息量大、体积小、成本低、制作简单，方便使用者将二维码存入手机，随时利用碎片时间进行学习巩固，将二维码应用于教学活动中，符合时代的发展要求，也推进了医院无纸化办公，节约了成本、助力了医院数字化的建设，值得临床应用并推广。

（包艳妮）

六、需要层次理论下积极心理学在高职护生临床教学中的应用

现代大学生的心理问题越来越严峻，准备走向临床一线的护理实习生作为大学生中的特殊群体，存在的心理问题日益突出，近年来引起了众多心理学家、教育学家、临床教学者的关注。张丁香[1]研究表明：高职学生心理健康水平比国内普通人群低，心理障碍检出率高，并且有向不良方向发展的趋势。陈丽珍[2]用案例和数据充分说明了大学生心理问题防治的急迫性及重要性。培养高职护生积极的心理品质，培养德、智、体、能全面发展、身心健康、高专业素养的护理接班人，临床带教教师担负着不可推卸的责任。

（一）高职护生的主要心理健康问题

（1）期待与害怕并存的矛盾心理。学生进入实习期，意味着即将走上工作岗位，经济上独立，不用再依靠父母，学生都心怀期待，对未来满怀憧憬。但同

时也表现出一定的心理矛盾,具体包括来自对工作前景、未来生活环境、自己在临床护理中的工作能力的担忧以及现实与理想之间的担忧。

(2)注重自身需求。护理实习生年龄一般集中在21—23岁,年轻、比较注重自身的需要。刘琪希[3]调查得出:护生在实习期间,对尊重的需要最为凸显,自我实现的需要紧跟其后,之后是爱与归属的需要,最后是生理需要、安全需要。

(3)护生常见心理问题。其主要包括急于求成、适应障碍、人际交往障碍、学习动机缺乏等[4]。

(4)自我定位模糊,缺乏学习兴趣,未来职业没有具体规划,感到迷茫,没有行动计划[5]。选择护理职业要么是听从父母安排,要么是好就业。

(5)男护生还存在孤独感、自卑、对护理专业认识不足、职业认同感差、压力强于女性护理实习生等心理问题[6,7]。

(二)积极心理学

积极心理学的兴起是人类心理学的一场革命。它的本质是着重研究人类的积极心理品质、关注人类的健康幸福与和谐发展,强调把人培养成富有责任感、热忱、宽容、感恩、仁慈、善良、正义、克己的社会公民[8],进而实现个体的人生价值、社会价值,促进主观幸福感。运用积极心理学能够帮助大学生培养健全的人格、帮助大学生塑造乐观的品质还能增强大学生对积极心理学的感受[9]。

(三)积极心理学在护理教学中的应用对策

(1)为护理实习生创造积极、向上、团结、友爱的工作环境。日常工作中带教教师以身作则,工作认真、热情、细致、负责、严谨,关心病人,团结同事,互帮互助。生活上满足实习同学的生理需要,如在冬天给实习生提供外穿的防寒毛衣;为上夜班的同学提供和带教教师一样的爱心早餐;给实习生人性化排班,当实习生需要调休时给予最大的方便。带教教师和学生之间建立亦师亦友的相互协作、相互学习的伙伴式亲密关系。

(2)保证护理实习生生理和心理上的安全。做好学生个人财物的安全防范指导;提供午、晚间休息的场所,保证人身安全:防止职业暴露,如发现可能危及医护人员健康的特殊病人时,及时向实习生警示,并提供全面的防护指导。

（3）分析当前护理现状，安排护理实习生参加先进技术、前沿知识的学习，邀请专科护士如伤口造瘘师、心理质询师、营养师等授课，帮助护理实习生认清执业形势，增加认同感和归属感。入科时，提供翔实的入科教育，带教教师主动为实习同学提供帮助，使实习同学早日了解科室布局、收治病种、工作流程，尽快熟悉工作环境。

（4）尊重学生的选择，尊重学生对带教教师、实习岗位的选择。临床教学中，带教教师应该善于在学生的行为中寻找积极的品质，而不是只看到学生身上的消极品质。尊重学生的劳动成果，对学生的学习成效、劳动成果给予肯定和表扬。不安排实习同学做琐碎、跑腿的工作。

（5）帮助学生树立信心，勇于承担责任，鼓励学生做自己害怕的事，实现自我价值。以学生为主体，采用 PBL 教学、情景教学、多媒体教学、护理教学查房、疑难病例讨论等多种教学方法巩固理论知识，使理论与实践完美衔接；采用"一对一"的导师制教学，放手不放眼，提高护理同学的操作技能，对护理实习过程中出现的问题及时予以纠正，养成良好的习惯。带教教师尽可能为实习生创造机会，当实习同学操作失误时，带教教师能够及时向患者及家属表示歉意，私下安慰实习生。遭到患者或家属拒绝时，劝慰学生不必气馁。安排实习生在实习期间依照整体护理要求负责某位病人的护理，指导其与患者、家属沟通交流，帮助学生得到病人及家属的认同。

（6）邀请心理咨询师为护理实习生授课或进行心理辅导，培养学生的积极情绪。带教时不向实习同学传递负能量信息，教会学生记录生活、工作中的美好场景、美丽景色、美妙心情，利用互联网分享给周围的人。培养学生的团结互助精神，乐于分享小组成员间的成果。

（7）关注男护生的心理变化，分析男性自身的优势所在及职场需求，帮助他们树立正确的人生观、价值观、事业观，向他们说明职业没有性别、贵贱之分，任何工作只是社会分工不同，每个人都能在不同的岗位发光、发亮。在操作技术上，给予男护生更多的操作机会及耐心。

（四）讨论

马斯洛需求层次理论包括生理需求、安全需求、爱与归属的需求、尊重的需求和自我实现的需求。生理需求是人类的基本需求，自我实现是马斯洛需求层次中最高的需求，个人是社会中的个体又是个人的整体，有着内在的联系[10]，个人需求的满足依赖于社会条件,一个社会的发展进步也离不开个人的积极品质与行动。在每个人心灵深处,都有一种自我实现的需求,这种需求会激发人内在的积极力量和优秀品质,积极心理学利用这些内在资源来帮助普通人或具有一定天赋的人最大限度地挖掘自己的潜力,并以此获得美好的生活[11]。Alan C. 认为[12]:教育者应持有积极的价值取向,关注学生的积极面,把积极心理应用于心理健康教育实践中。在临床教学中,带教教师加强关注护理实习生的心理健康,早发现、早干预,正确、合理地应用积极心理学,能培养具有健康的信念、积极的情绪、乐观的心态、懂得感恩等心理素质的护理接班人。

【参考文献】

[1] 张丁香,顾昭明. 高职学生心理健康状况调查研究[J]. 中国健康心理学杂志,2012,20(5): 735-737.

[2] 陈丽珍,刘纪荣. 关于大学生心理健康教治的若干思考[J]. 中国卫生事业管理,2010,12(81):202-205.

[3] 刘琪希,罗警艺,陈慧. 护生实习期间基本需要调查及激励方略[J]. 中国保健营养,2013,23(10):5811.

[4] 杨玉霞,戴莉,刘红. 护理实习生在临床实习中的心理问题及调适对策[J]. 护理实践与研究,2014(9):117-118,119.

[5] 倪瑞菊,纪忠红. 高职护生职业生涯规划教育的研究进展[J]. 中华现代护理杂志,2012,18(25):3079-3080.

[6] 王琳. 高职男护生心理特点分析及对策[J]. 齐鲁护理杂志,2011,17(18):115-116.

[7] 王燕妮,代亚丽. 男护生实习期间压力的质性研究[J]. 解放军护理杂志,2015,32(1):14-16,29.

[8] 高园园. 关注个体幸福　强化积极理念——积极心理学应用于大学生思想政治教育的思考[J]. 卫生职业教育,2016,34(17):158-159.

[9] 刘姝婷,迟庆玲,刘宝珠. 积极心理学在大学生心理健康教育中的贯彻及效果[J]. 心理医生,2016,22(2):250-251.

[10] 马斯洛. 动机与人格[M]. 许金声,程朝翔,刘峰,等,译. 北京:华夏出版社,1987.

[11] 周嵌,石国兴. 积极心理学介绍[J]. 中国心理卫生杂志,2006,20(2):129-132.

[12] Alan Carr. positive psychology:The Science of Happiness and Human Strengths[M]. New York:Brunner-Routledge,2004.

(刘壮丽)

七、基于临床实践过程的实境考核培训法在护理教学中的应用

护理学生在毕业前均要求进行八个月以上的临床实践,目的是将学校的理论知识与实际结合,以便毕业后能更好更快地投入临床工作中。因此,护理教学也成为护理管理的重要工作之一。近年来,为了适应社会对护理学生的需求而进行了一系列的教学改革[1]。我们在教学实践管理过程中进行不断探索,在临床实践过程中对护理学生采取实境考核的培训方法,取得了满意的效果。

（一）资料与方法

1. 一般资料

选择的对象为 2017 年 8 月至 2018 年 9 月于我院护理实习的 137 名护理实习生,将其随机分成对照组、观察组。其中,观察组 68 名,本科 5 名,大专 27 名,中专 36 名,年龄 18—22 岁,平均（20.5±1.5）岁。对照组 69 名,本科 6 名,大专 26 名,中专 37 名,年龄 18—23 岁,平均（19.5±3.5）。两组学生在学历、年龄等方面比较差异无统计学意义（$p>0.05$）,具有可比性。

2. 方法

对照组采用常规的护理教学方法,即学生入科后一周内进行基础操作的示教,学生通过实践操作或自行在示教室进行操作训练,出科前,带教教师对学生进行操作的考核。观察组在常规护理教学方法的基础上,进行实境考核培训,即在床边进行常见护理操作的教学示范,并定期对学生进行实境考核,实境考核时带教教师也在旁边做到放手不放眼。比较两组实习生的护理技能操作考核成绩及临床实践工作能力评价结果。

3. 评价指标

护理技能操作考核成绩,主要包括临床常用技能:静脉注射、肌内注射、皮试操作、患者导尿、口服给药法、皮下注射法等的评分,按照护理部制作的《临床护理技术操作实境考核表》总分为 100 分。临床实践工作能力评价分为合格、中等、良好、优秀,包括仪容仪表、学习主动性、工作责任心、沟通能力、临床思维能力、动手能力、病历书写能力方面内容的评价。

4. 统计学方法

应用 SPSS 统计软件进行数据处理分析,$p<0.05$ 为差异具有统计学意义。

（二）结果

1. 两组实习生护理技能操作考核成绩的比较

对照组和观察组两组实习生护理操作测试成绩比较差异有统计学意义，$(p<0.05)$，见表2-8。

表2-8 两组实习生护理技能操作考核成绩比较

项　目	人数	60~70分	71~80分	81~90分	91~100分
观察组	68	5(7.3%)	8(11.8%)	17(25.0%)	38(55.9%)
对照组	69	10(14.5%)	26(37.7%)	21(30.4%)	12(17.4%)
χ^2	25.131 2				
p	0.000 0				

2. 两组实习生临床实践工作能力评价比较

对照组和观察组两组实习生临床实践工作能力评价比较，观察组优秀人数明显较对照组高，差异有统计学意义$(p<0.05)$，说明床边护理教学配合实境考核的方法能够明显提高学生的临床护理实践能力，详细情况见表2-9。

表2-9 两组实习生临床实践工作能力评价比较

项　目	人数	合　格	中　等	良　好	优　秀
观察组	68	10(14.7%)	12(17.7%)	16(23.5%)	30(44.1%)
对照组	69	18(26.1%)	14(20.3%)	22(31.9%)	15(21.7%)
χ^2	8.380 1				
p	0.038 8				

（三）讨论

1. 实境考核培训法让学生更贴近临床，避免考核与实际工作脱离

传统的培训考核模式一般先采用理论授课，再到护理示教室进行培训，然后在示教室进行考核，往往只进行单项的培训考核，这样的培训考核结果只能体现某个方面，忽视了理论联系实际[2]。在临床工作中，我们也经常发现有部分学生考核成绩很优秀，但实际工作能力却低下，这与学生缺少临床实践有一定关系。当然，随着教学水平的日益提高，教学方法的不断改进，许多学生在学

校都会参与仿真模拟教学[3]，具有一定的实践操作能力。护理学生到医院进行临床实习，就是为将来能走上护理岗位，更快地具备独立承担护理工作的能力，因此，她们需要更多的实际操作机会。我们在临床带教过程中实施实境考核培训方法，带教教师实行床边教学，床边进行实际操作示范，学生更真实地观看到老师的实践操作与沟通过程，以及在操作过程中对患者出现突发状况的处理。与常规教学和仿真模拟教学方法相比，实境考核培训更全面、更真实，更贴近临床实际。

2. 实境考核培训法能有效提高学生的心理素质和临床实践综合能力

以往在示教室考核单项操作，大多数学生只能按照书本上的操作流程去练习，与模拟人的沟通也是单向的，因此，一部分学生在临床实践操作过程中缺乏沟通能力，只要遇到一些突发状况就会手忙脚乱或者不知所措。另外，有部分学生因为害怕实际操作会给患者带来不良后果，出现胆怯心理，即使在患者同意的情况下也不敢进行静脉穿刺等侵入性操作。通过实施实境考核培训法，促进学生主动去提高自身的操作能力，增强自信心，克服胆怯心理，主动争取实践操作的机会。在床边教学与考核的过程中，学生更容易掌握与各种患者沟通的能力，以及在操作过程中患者出现突发情况的处理知识，更有效地提高了学生的临床综合实践能力。

3. 实境考核培训法对学生和老师的要求更高

由于学生操作的对象是真实的患者，一方面要求学生有熟练的技术操作能力，在通过观摩操作示范的基础上，还对操作流程与技术关键点掌握到位，在实际操作时才容易取得成功。另一方面要求学生要有良好的心理素质和沟通能力，能大胆地与各种患者进行有效沟通，能取得患者的信任与理解，争取到操作的机会。实施实境考核培训法，也要求带教教师必须具备较高的责任心，相对固定的一对一带教，在为学生争取实践操作机会的同时，也要对学生做到放手不放眼，避免差错事故与纠纷的发生。另一方面要求老师具备较高的专科知识水平，在实施床边带教时，不仅能及时有效地处理患者出现的各种病情变化与突发状况，还能针对患者的情况对学生进行专科知识的讲解、传授，让学生更有效地将理论联系实际。

但在临床实境考核培训教学过程中，也遇到一些局限性和阻力因素。比如患者不配合、患者家属不同意让学生实施操作、患者出现病情变化时学生的能力不足难以有效处理、对于儿童或老年人等特殊人群的实境操作项目有所限制等。随着现代医疗技术的不断进步,对医院护理方面的要求越来越高,因此培养一批高素质护理人才对于整个医疗事业的发展具有重要意义[4]。如何更好地培养护理学生,让她们更好地就业,更快地融入临床工作是护理管理者值得继续探讨的问题。

【参考文献】

[1] 梁园园,江智霞,张永春,等.体验式教学在护理教学中的应用现状与进展[J].护士进修杂志,2011,26(10):880-882.

[2] 王蕾,孙红,聂圣肖,等.情景模拟综合考核模式在新护士岗前培训考核中的应用[J].中华现代护理杂志,2012,18(35):4223-4226.

[3] 郭宏,刘蕾.仿真模拟护理实训在护理教学中的应用[J].护士进修杂志,2011,26(14):1263-1265.

[4] 刘博.床边护理教学在护理教学中的应用价值分析[J].吉林医学,2014,35(33):7490-7491.

(韦素惠)

八、情景模拟考核法在急诊科护理实习生中的应用

急诊科是医院重要的科室,收治群体多为急危重症患者,因此急诊科护理工作具有应急性、多学科性以及突发事件多等特点,这也要求急诊科的护理实习生需要具备灵活的处世能力。情景模拟教学模式是通过设计情景案例,使护生通过切身参与和感受提高自身的操作能力以及知识掌握能力[1]。我院就情景教学模拟在急诊科护理实习生中的应用及考核效果进行探讨。详细报道如下。

(一)资料与方法

1. 一般资料

选取2018年4月至2018年10月在我院急诊科实习的93名护理实习生,其中本科56人,专科37人;女生72人,男生21人;年龄21—23岁,在本科室实习时间为六周。

2. 方法

随机分为两组:观察组48名,采用情景模拟考核法考核。根据情景模拟考核项目制订考核培训方案方法如下:①理论培训:科室带教教师将情景模拟考

核项目涉及的相关理论知识进行汇总,采取集体授课方式,讲解急救技术配合相关理论知识、与操作相关的重点知识,加强护理实习生对患者病情的预见性思维和评判性思维训练。②操作考核标准:带教教师设置病例,病例含有学生必须进行的基本操作技术,但其解决方法并不唯一。再将观察组学生随机分为若干小组,每小组 3 ~ 5 名,依据《55 项护理技术操作标准》对情景模拟中涉及的操作项目进行汇总,并制订出考核及评分标准。③实物情景模拟:如设立临床实际工作中出现的不同场景,让护理实习生进行病情观察、现场抢救、病情处置等。④考核:护理实习生可以在组内自由组合充当医生、患者、护士等角色进行练习,具体操作手法遵照《55 项护理技术操作标准》。最后,考核老师对护理实习生学习考核情况进行检查、指导。对照组 45 名,采用传统方法考核。根据《55 项护理技术操作标准》制订培训计划,培训内容具有针对性、系统性、综合性,包括操作视频观看、一般护理、病情掌握、基础护理、专科护理等。

3. 判定标准

模拟现场由考核老师提出问题,对护理实习生心理素质、分析问题的能力、观察能力、护患问题解决问题能力、文字表达能力以及应急能力等进行评价。考核分级:优秀为考核评分不小于 94 分;合格为评分结果 90 ~ 93 分;不合格为评分结果小于 90 分。

4. 统计学方法

采用 SPSS16.0 软件进行数据分析。计数资料以百分比表示,采用 χ^2 检验;以 $p < 0.05$ 为差异有统计学意义。

(二)结果

两组综合能力考核评分比较,见表2-10。

表 2-10　两组综合能力考核评分比较

项　目	人　数	优　秀	合　格	不合格
观察组	48	37(77.1%)	11(22.9%)	0(0)
对照组	45	21(46.7%)	19(42.2%)	5(11.1%)
χ^2		6.32	5.78	5.55
p		<0.05	<0.05	<0.05

（三）讨论

目前我国护理培训与考核模式是划一性、封闭性和机械性，护理人员基本接受高等院校对基本理论与专业知识的单一学习[2]。急诊科护理实习生处于护生向护士角色转化的一个阶段，自身因缺乏实际经验，导致实践操作能力弱，心态缺乏稳定性，对突发事件的处理能力不足。因此对急诊科护生需要选择科学合理的教学方法，提高护生的综合能力[3]。

模拟考核能让护理实习生快速适应临床病情变化，这种考核模式和其他模式相比优势较多，具体如下：

（1）以病人为中心，落实责任制护理。以责任制整体护理模式为主，由于护理工作中的突发性、多变性及复杂性，对护士床边综合护理能力等提出了更高的要求。

（2）培养学生学习兴趣。传统培训方法将理论和实践操作分开或仅进行单一的操作考核，使护理实习生理论、操作和临床不能很好地结合。情景模拟考核法将护理技能和理论知识进行系统串联，能有效增强护理实习生学习兴趣，避免了生硬模仿，给护理实习生提供了思考和发挥的空间，提高其工作能力。

（3）培养学生的评判性思维能力和临床护理决策水平。评判性思维能力，从护理的角度来看，是对临床复杂护理问题所进行的有目的、有意义的自我调控性的判断、反思、推理及决策的能力[4]。通过情景模拟考核，学生面对突发事件沉着冷静，能够及时判断患者病情，提高了病情观察能力和急救技能。

（4）增强师生对考试改革的认识。病案情景模拟考核是学生在充分分析病案的基础上，将所学理论知识综合运用于临床实践的过程，是通过"扮演"护士和患者等不同角色，体现学生掌握理论知识熟练程度的综合考核方式。有助于开拓预见性思维，预防不良事件。

（5）加强医护配合，打造团队意识。情景模拟训练让抢救场景再现，医护抢救过程中合理分工，准确熟练配合，提高了医护团队抢救配合的协作能力。

情景模拟教学主要通过对情景案例进行设计，并组织护生参与情景案例的模拟以及实践，从而使护患纠纷事件减少，提高护生的共情能力，使其切身感受到患者治疗期间的身心痛苦以及情绪需求，在实际护理工作能够尽快拉近与患者的距离，取得患者的信任。观察组在此次研究探讨中，考核成绩高于对照组，护生综合素质能力优于对照组。可得出如下结论：对急诊科实习生实施情景模拟带教,可提高护生的学习能力以及带教质量,值得推广和应用。

【参考文献】

[1] 冯春梅,占红玲.情景模拟教学法应用于实习护士护理教学中的效果评价[J].中国高等医学教育,2018(5):105-106.

[2] 李凌云.情景模拟考核法对提高低年资护士工作能力的影响[J].齐鲁护理杂志,2016,22(15):119-120.

[3] 马艳梅,刘彤崴.医护合作情景模拟教学在外科护理学见习课中的应用[J].护理研究,2017,31(14):1777-1778.

[4] 于晓娟.案例结合情景模拟教学法在神经内科临床护理教学中的应用[J].世界最新医学信息文摘,2018,18(34):254,256.

(罗江丽)

九、探讨提升 ICU 护理实习生临床护理带教质量方法

重症医学护理实习生从学校学习到的理论知识转换到医院重症护理工作岗位实际操作的过程中,通过临床实习对实习生进行带教是非常重要的一个环节,同时也是实习生成为一名合格护士的很好的过渡期[1]。另外在具体实行带教计划时,带教教师既要做到与学生和谐沟通、相处,又要能够使学生掌握一定的技术、知识,同时在对病人的服务态度、沟通方式等方面也是护理实习生学习的楷模,因此对带教教师的选择显得至关重要。加强培养带教教师的知识、技能、态度、教学能力,适应现代护理学发展对临床带教教师的要求,成了带教教师所探讨的问题。笔者对 2017 年 9 月至 2018 年 9 月进入我科的护理实习生的相关带教结果进行总结和分析如下。

(一)研究对象

选取 2017 年 9 月至 2018 年 9 月进入我科的护理实习生并制订相关带教计划,将实习生分为研究组和普通组两组。研究组为实验组,有 58 人,运用新型带教模式,由护士长总负责,对 58 名护理实习生安排"一带一"的带教方案,即一名老师带一名护理实习生,手把手进行临床带教实习教导工作,并在出科前进行理论与临床技能考核评价。普通组为对照组,有 59 名护理实习生,运用传统带教模式,由一位经验丰富的老师负责对 59 名普通组护理实习生进行带教和指导,带教过程中由老师统一讲解,剩余时间由护理实习生自由学习和总结,遇到不懂的问题,可以向带教教师提问。研究组和普通组的护理实习生一共

117名,平均年龄在(23±0.6)岁,其中大专学历72名,本科学历45名,男性22名,女性95名。为了确保实验结果的准确性,研究组和普通组的本科学历、大专学历、女性和男性的比例大致相同,并确保组别分配的随机性。

（二）研究方式

1. 带教方法

普通组选择一人专职带教的模式:选择1名经验丰富的教师专职负责护理实习生的带教工作。研究组选择一人总负责,一师一生手把手的带教模式[2]:带教监督和管理工作由护士长总负责,选定1名当班老师负责每名护理实习生的带教工作。两组护理实习生的实习目的、内容和要求一致,具体带教方法主要如下:

（1）制订带教计划。主管教学的教师和护士长应结合护理实习生的学历、人数、大纲要求和科室具体情况制订科学合理的教学目标、教学计划,本科和专科护理实习生的实习要求大致相同,同时应记录在案。护理实习生和带教教师应了解教学要求和教学内容,以加深记忆,提高学习效果。定期组织所有带教教师学习业务,不定期抽查护生的操作,本着谁带教谁负责的原则,对不熟悉操作的护生,督促相应的带教教师予以加强培训,让护理实习生能够更加顺利地掌握相关实践操作知识。组织护理实习生进行护理教学查房,向其他护生讲解病人的病因、病理、发病机制、诊断、临床表现、治疗、护理等,巩固理论知识。定期举行小规模护生操作比赛,使护生之间形成相互竞争的良好氛围,有利于其技术的提高和心理素质的培养。组织其参加科室内的业务学习,不断吸收新知识。

（2）按照计划组织实施。熟悉工作环境,带教教师要做到对每位护理实习生保持热情的态度,详细讲解病室环境,例如常用物品、药品、抢救物品及药品的摆放,各种仪器设备名称及具体放置位置,病床的编排顺序,医用垃圾、生活垃圾及锐器的分类和放置等,并对护理实习生的掌握情况进行抽查。

（3）相关理论知识和操作培训

①主管教学的教师应逐一演示和讲解需要护理实习生掌握的理论知识和技能操作,护理实习生应边看边做,并利用模特开展模拟练习。带教教师针对手卫生、监测危重患者的生命体征、常用仪器的使用、中心静脉压的监测、三管（深静脉穿刺针、尿管、气管插管）的护理要点等进行详细讲解,并随机抽考护理

实习生的掌握情况,针对专科护理实习生的具体情况可以进行强化培训。具体安排如下:

②实习第一天,带教教师介绍日常用品的摆放位置,使护生能够尽快熟悉各种物品的放置地方,防止出现紧急情况下找不到东西的事件发生;熟悉病区病房设置,将病房的床号对号入座,防止发生病人按呼叫器后无法及时到达其床边给予帮助而造成严重后果;了解其他科室职能及病区其他注意事项,如各科室常规留取标本的方法等。

③实习第二天开始就 ICU 相关理论及操作技能进行分类分阶段培训,大约1 周时间。主管教学的老师根据教学计划,将护理实习生需要掌握的理论与操作逐一进行讲解和演示,然后让护生边看边做,在模特身上进行模拟练习。培训内容包括心电监护仪、注射泵、吸痰器、呼吸机等的操作方法及注意事项,呼吸机管路的消毒;测量中心静脉压;心肺复苏(CPR)操作步骤,可能出现的并发症及预防;简易呼吸器的使用;常用标本的留取;各种引流管的观察与护理,引流液的准确记录等。尤其应详细讲解重症患者的观察要点,危重患者生命体征的监测及如何更好地完成基础护理工作等。每个实习生对上述操作都有练习的机会。

④实习第二周,在带教教师的指导下,安排护理实习生进行相关重症护理的实践操作。让护理实习生切实感受到 ICU 患者病情危险、病情严重、病情危急的特点,不但可以锻炼护理实习生的心理素质,还可以学到不同于其他科室的 ICU 专科知识,进而增强护理实习生的护理实操能力。

⑤实习最后一天,由带教教师就护理实习生的掌握情况进行随机抽查,并进行基本考核,了解护理实习生在实习过程中对理念和实践操作步骤的掌握程度,专科护理实习生如有掌握程度较差的,可以酌情对其加强相关内容的培训。

⑥实习结束后,要求护理实习生填写的内容有见过的操作、病历,自己写过的病历,做过的、掌握的操作,作为检验护生实习成果的依据,同时也是成绩评价的内容之一。在结束该科室实习前,先由护生填写,然后由带教教师检查并填写意见和考试成绩,最后实习鉴定由护士长签字,并送至下一个科室的护士长手中。

2. 护生实习制度

(1)请假制度。在实施重症医学科护理实习生的带教计划时,考虑到护理实习生面临毕业找工作的现实问题,需要时间准备材料、参加招聘会、面试等。在这种情况下就需要请假。但也有护生会打着这些幌子请假来逃避实习,所以必须要有较严格的请假制度。每个学校都应有择业假规定,并强调不能超过择业假期限,以确保护理实习生实习质量和测评数据的可靠性。

(2)调班制度。护理实习生在实习过程中可能存在调班的情况。如果随意调班,可能会导致当天应该掌握的关键技能无法学到,且后期难以补习,从而导致护理实习生的学习进度不一致。因此调班原则上是按照带教教师的排班来进行,也就是说每位护理实习生与其对应的带教教师班次相同,如果带教教师需要上班,那么对应的护理实习生也要一同实习。如此安排主要是考虑到带教教师数量有限,同时也为了能够确保教学质量,因此不得随意换班或更换对应的带教教师。

(3)考核制度。出科考试需确保数据的可靠性,严格制订相关测评办法。不仅要考理论,还要进行实操考核,并且将成绩如实填写在实习鉴定本上,作为结束实习后的评价标准之一。在实习过程中,应不定期检查护理实习生的实习情况,并对其进行基本技能考核。及时检查护理实习生的掌握情况,及时处理护理实习生遇到的困惑。

3. 观察指标

全部护理实习生均进行为期4周的实习;在实习结束前5天,对全体护理实习生进行理论考核和操作技能考核,考核成绩总分为100分。

4. 统计学方法

本次实验数据采用 SPSS17.0 统计学软件进行分析,计量资料采用 t 检验,计数资料采用 χ^2 检验,以 $p<0.05$ 为差异有统计学意义。

(三)结果

在 ICU 理论知识考核成绩以及临床技能考核成绩方面,实验组均显著高于对照组($p<0.05$),见表2-11。

表2-11　两组实习生考核成绩($x\pm s$,分)

项　目	人数	理论成绩	实操成绩
研究组	58	93.2±2.1	90.2±4.3
对照组	59	79.8±3.4	81.4±2.7

续表

项 目	人数	理论成绩	实操成绩
t		7. 879	7. 392
p		<0.05	<0.05

(四)讨论

通过提升和改善实习生的带教计划是确保提升实习生对专业技能实操能力的掌握程度的有效措施[3]。对于很多重症医学护理专业的应届毕业生来说，虽然拥有一定的医学护理基础知识和相关理论，但是实践经验严重不足，特别是面对 ICU 的相关工作，如果处理不恰当或者不及时，容易发生差错并导致严重后果，此外对 ICU 高端医疗设备缺乏认知，让许多应届毕业生在面临紧急情况时，会显得十分慌乱[4,5]，所以，如何让护理实习生全面认知 ICU 患者病情危险、病情严重、病情危急的特点，学到不同于其他科室的 ICU 专科知识，培养护生的抢救配合能力以及对危重患者的观察能力，是 ICU 临床护理实习的目的。

带教教师保持热情的态度能让护理实习生在愉快的环境下进行实习。选择优秀带教教师对护理实习生进行指导，并制订科学合理的教学计划，能让护理实习生更好地了解和掌握 ICU 相关理论知识和操作技能。固定一名带教教师负责一名护理实习生，让双方的接触时间增加，带教教师有充足的时间进行理论讲解和操作技能示范，护理实习生也有更多机会进行实际操作和练习。本次研究中，在 ICU 理论知识考核成绩以及临床技能考核成绩方面，实验组均显著高于对照组($p<0.05$)。

(五)小结

实践证明，护理工作的实践性要求是非常高的[6]，对于重症医学科护理实习生而言，临床实习显得尤为重要，科室制订合理的带教计划，不但能够让实习生很好地将学校学习到的理论知识转化为实践实操能力，也能够很好地提升医院带教水平。通过相关实验数据表明，研究组 58 名护理实习生相对于对照组 59 名护理实习生，在理论和技能考核中成绩明显提高。因此，通过应用一人总负责、一师一生的手把手带教模式，能让 ICU 护理实习生的临床带教质量显著提高,具有临床应用价值。

【参考文献】

[1] 丁小丽,辛静,宋祎婧. 路径式教学法在护理实习生带教中的应用[J]. 中国卫生产业,2018,15(25):110-111.

[2] 邹蓉蓉. 一对一带教与排班制带教对护理实习生的教学效果观察[J]. 实用临床护理学电子杂志,2018,3(28):158,161.

[3] 阚杰. 临床护理实习生带教中精细化管理的运用分析[J]. 医学理论与实践,2018,31(13):2033-2034.

[4] 郝睿. 临床护理实习生带教中存在的问题及对策分析[J]. 现代医学与健康研究电子杂志,2018,2(11):125,127.

[5] 黄慧肖. 提高 ICU 护理实习生临床带教质量的方法分析[J]. 实用临床护理学电子杂志,2017,2(50):183,194.

[6] 卢昌碧. 提高综合性 ICU 护理实习生带教质量方法探讨[J]. 护理实践与研究,2012,9(10):98-100.

(卢　琳)

十、目标管理教学法应用于产科临床护理带教中的价值评价

目标管理教学法将目标管理概念引入临床教学,使管理者和参与者在共同的目标下通过自我控制进行临床教学活动,可提高临床教学活动的科学性、可行性、规范性[1]。护理实习是护生转变为一线护士的一个重要环节,是护生将理论知识与临床实践相结合的纽带,在护生实习过程中,科学合理的临床护理带教模式是提高带教质量的关键[2]。产科是专业性和实践性都很强的科室,患者涉及孕产妇、胎儿、新生儿等,起病急、变化快,各种技术操作和仪器使用专科性较强,给护理带教提出了更高要求。产科的护理带教由于存在较高风险,所以要提高学生的水平,让其掌握临床技能。目标管理教学是以教学目标为导向,通过制订管理目标将学生的潜质激发出来,并调动其积极性。我科于 2017 年 9 月至 2018 年 9 月进行入科实习生目标管理,取得较好效果,现报告如下:

(一)资料与方法

1. 一般资料

抽取我科 2017 年 9 月至 2018 年 9 月的 60 名大专、本科实习生为对象。随机分为实验组及对照组各 30 名。试验组平均年龄 21.56±2.41 岁,其中大专学

历 15 名,本科学历 15 名。对照组平均年龄 21.45±2.62 岁,其中大专学历 15
名,本科学历 15 名。两组护理实习生均已通过三年在校理论课学习,最后一年
转入医院临床实习,在产科实习期为一个月,前后两组实习生带教教师均由不
同教师担任。两组实习生基本构成差异无统计学意义($p>0.05$),具有可比性。

2. 方法

(1)对照组采用传统方式教学,护理实习生进入产科后,先由总带教教师介
绍科室环境及相关规章制度,然后将实习生分配给各组带教教师,由带教教师
在实际工作中边操作边讲解,实习结束时进行考核。

(2)试验组实施目标管理教学法,具体措施为:①熟悉环境期,护生入科第
1 天,由护士长介绍带教教师、病区环境与布局、物品放置和各班工作职责、工作
流程、相关规章制度,使护生尽快熟悉科室。②选拔具有大专以上学历或主管
护师以上职称,责任心强,政治素质好,业务水平高,医德医风好的护理人员担
任带教教师,在临床带教过程中耐心指导,突出重点,讲清难点,传授技术,使护
生在获取知识的同时得到爱护、尊重和理解。发放满意度调查表,让护生客观
评价每一位带教教师,并经常听取实习生、实习组长对护理教学的意见和建议,
不断改进护理教学工作。③统一培训:对产科带教教师就目标管理法的内容进
行培训。④制订具体目标:结合产科总体教学目标、实习大纲要求及实习生的
实际情况制订具体教学目标,包括理论目标、操作技能目标、服务目标等内容。
其中理论目标指掌握产科的基本护理理论、护理常规、熟悉专科护理理论知识。
操作技能目标包括会阴冲洗、乳房按摩、产后子宫恢复、恶露观察等常规护理、
母乳喂养指导[3]。对在产科行手术的患者,能在老师指导下进行胎儿宫内监
测、产程观察、新生儿护理等。掌握剖宫产、高危产妇的护理及各产程观察重
点。产妇的急危重症多,发病急骤,病情进展快,有些患者入院时病情就很紧
急,例如胎盘早剥、先兆子宫破裂、急性 DIC、子痫、新生儿窒息等,一旦发病需
要立刻进行抢救处理。因此,教会学生如何观察病情,如何正确使用各种急救
仪器,如何正确掌握急救药品的使用方法及如何对危重患者进行妥善护理尤为
重要[4]。服务目标包括组织纪律、工作态度、责任心、职业道德、医德医风、服务
意识等。⑤根据目标拟订带教方案:带教教师根据《实习生管理手册》的要求制
订相应的教学目标和教学计划,确定护理实习生掌握程度的要求,了解实习生
的掌握进度,使实习目标具有可行性和可预测性[5]。⑥带教教师的选择:根据

目标选择有丰富临床经验和高学历、责任心强的护师,且对带教教师也要进行全面考核,考核合格后才能担任。

3. 制订各阶段教与学的目标

按照教学大纲和临床上的实际需要,其总目标是对产科中常见的孕期护理和围产期护理的理论与技巧熟练掌握[6],共分为 2 个阶段:第 1—2 周对产科中的专科护理熟练掌握,如阴道检查、四步触诊,不同胎位的分娩机转、顺产经过、会阴侧切及缝合术、产后软产道的检查,正常新生儿的基本处理。第 3—4 周对产后按摩子宫、会阴护理、乳房护理、产后观察子宫收缩情况、剖宫产术后护理、阴道自然分娩护理等熟练掌握,对产科中常见的非手术疾病的护理流程熟练掌握。

4. 评价指标

在实习结束前实施综合考核,主要有理论考核与技术操作考核,成绩各为 100 分。带教教师对学生的动手能力、主动性、学习态度进行评价,各为 20 分;实习生对教学方法的满意度进行评价,分为满意、一般、不满意。

5. 统计学方法

计量资料的表示形式为 $(x \pm s)$,计数资料的选取为 χ^2 检验。$p < 0.05$ 时差异在统计学上有意义。

(二)结果

1. 比较两组学生的理论成绩及操作成绩

比较组间学生的理论成绩及操作成绩详见表 2-12。

表 2-12 比较组间学生的理论成绩及操作成绩

组 别	人数	理论成绩	操作成绩
实验组	30	92.05±7.15	93.2±8.05
对照组	30	86.53±8.23	84.53±7.31

试验组学生的考核成绩及操作成绩较对照组高,$p < 0.05$,差异有统计学意义。

2. 比较两组学生的动手能力、主动性及学习态度

比较组间学生的动手能力、主动性及学习态度详见表 2-13。

表 2-13　比较组间学生的动手能力、主动性及学习态度

组　别	人数	动手能力	主动性	学习态度
对照组	30	13.42±1.73	11.45±2.51	13.42±2.43
试验组	30	18.53±2.68	16.53±2.46	17.43±2.53

试验组学生动手能力、主动性及学习态度等指标的评分均优于对照组，$p<0.05$，差异有统计学意义。

3.比较两组的满意程度

比较组间学生满意度详见表 2-14。

表 2-14　比较组间学生满意度

组　别	人数	满意	一般	不满意
对照组	30	41.94%	38.71%	19.35%
试验组	30	77.41%	16.14%	6.45%

试验组学生总的满意度为 93.55%，对照组总的满意度为 80.65%，试验组学生对带教方式的满意程度优于对照组，$p<0.05$。

（三）讨论

（1）通过目标管理，运用不同教学方法以激发护生学习兴趣，满足护生个体需求。临床带教中根据带教目的、带教教师素质和护生情况，可开展临床教学查房、专题讲座、病例讨论会等教学形式，体现"以人为本"的教学理念。

（2）带教教师既要严格按照带教计划完成带教内容，又要对护生的从业态度有正确的引导，使护生认知作为一名护士所必须具备的职业态度和专业技能技术。我科采用"一对一"方式与护生进行沟通交流，并站在护生的角度帮助其解决生理和心理问题。帮助护生发现医疗服务行业的乐趣所在，点燃她们身为白衣天使的激情，逐渐培养护生对护理事业的信仰。

（3）使用目标管理教学法进行临床护理带教，并与临床护理教学大纲、临床实际需求相结合，以产科重点护理内容为教学总目标，分阶段细化，对具体学习时间进行统筹，进一步提高临床教学的针对性[7]。产科临床护理带教分为 2 个阶段，由简到难依次递进，主要内容为日常护理知识、围术期与围产期护理知

识、具体疾病护理知识以及急危重症护理知识等,目标管理教学法使带教教师与实习护士的目标变得更加明确,带教教师根据教学大纲、临床实际护理需求完成明确的教学任务,根据不同护生的实际情况以及带教内容的不同单元,采用针对性的带教措施,实验组护生的理论成绩、操作成绩以及临床能力成绩均明显高于传统带教对照组护生。

(四)结论

应用目标教学模式对产科护理实习生进行临床带教,能有计划、有步骤地完成实习教学大纲要求,突出重点、难点,强调教学互动,激发护理实习生的学习兴趣,加深其学习印象,培养了将理论认识转化为实际操作的能力和不断发现问题并寻找答案的能力。同时加强了带教教师的责任心。教与学得以有机结合,提高了临床带教的效果和实习生对带教教师的满意度,从而提升了教学质量。综上所述,目标管理教学法值得推广。

【参考文献】

[1] 高霞,李咏梅.临床路径结合目标管理教学法在妇产科学临床教学中的应用[J].中国病案,2015,24(4):84.

[2] 长颖,徐红,赵世红,等.护士及护生对优质护理服务的认知比较[J].护理学杂志,2011,26(17):16-18.

[3] 谢陵,李芳.目标管理式临床带教在传染科护理实习生中的应用[J].中国卫生标准管理,2014,5(17):145-146.

[4] 武宏丽.情景模拟教学法在产科护理实习带教中的应用[J].内蒙古民族大学学报:自然科学版,2014,29(4):495-496.

[5] 薛晶晶,孙建萍,任佩姝.开展优质护理服务活动对护理实习生职业态度的影响[J].全科护理,2011,9(11c):3085-3087.

[6] 李素琴,黄丹钧.目标管理法在产科护理带教中的应用效[J].中国高等医学教育,2014(4):98-99.

[7] 王丽梅.目标管理与临床护理教学路径在基本外科临床护理教学中的应用[J].中华现代护理杂志,2015(20):2444-2446.

(谭　英)

十一、影响护生实习后期护理安全相关因素及对策

护理安全是指在实施护理的全过程中,患者不发生法律和法定的规章制度

允许范围以外的心理、机体结构或功能上的损害、障碍、缺陷或死亡[1]。临床实习是护生将以往学到的医学护理理论与临床实践相结合,实现角色转变的重要阶段,是护生走向社会、走向独立工作的关键时期。在实习过程中,特别是实习后期(第25—36周),护生面临毕业考试和毕业分配,思想波动较大,加上其技术操作已较熟练,工作有了一定基础,易产生麻痹、骄傲思想,若带教教师过于放手,此时极易出现差错,影响护理质量。为提高临床护理教学质量,减少护理差错发生率,现对我院2015—2018年护生实习后期发生的15起护理差错进行分析,并提出防范措施。

(一)临床资料

我院2015年3月—2018年7月共接收护理实习生656名,其中大学本科113人,大专383人,中专160人;年龄最小17岁,最大23岁,平均20.3岁;发生护理差错15起,发生率为2.29%,其中实习后期发生12起,占发生差错的80.00%。护理差错性质分类见表2-15。

表2-15　实习后期护生护理差错性质分类

类　别	例数	构成
药物用错患者	5	33.33%
药物剂量用错	3	20.00%
药物用错	4	26.67%

(二)护理安全的影响因素来源分析

1. 从差错发生的性质分析

主要是理论知识不扎实,工作责任心不强,不认真执行三查七对制度,没有严格执行操作规程,无安全意识而造成。如药物剂量用大10倍4起;药物用错2起,将一糖尿病患者的0.9%生理盐水错用为10%葡萄糖溶液;将药物用错患者5起,如将3床病人的液体用到4床,将前一晚出院病人的液体错输给新入院病人等。

2. 护生方面的因素分析

(1)法律意识淡薄,执行操作规程不认真。规章制度、操作规程、岗位职责是工作的指南,是安全护理的法宝。护生若在工作中不遵守操作规程、不严格执行查对制度、交接班制度,就极有可能发生护理差错事故。

(2)责任心不强是发生差错的根本原因。实习后期是防范护生发生护理差错的关键时期。护生经过半年多实习,对各班次的护理工作都已比较了解,对注射、加药、拔针等这些基本操作已相当熟练,护生自己觉得有能力而擅自操作,思想上麻痹,责任心不强,交接班时不仔细或者由于过度疲劳、工作琐碎,导致护理差错的发生。

(3)负面情绪的影响。护生实习后期面临毕业分配,更关注就业问题,加上外界因素干扰,情绪不愉快、有思想包袱的护生会出现不安定心理,常常考虑毕业考试、工作,甚至婚姻、家庭等问题,上班心不在焉,因而导致差错的发生。人的心理状态只有处于最佳时期,思维才最敏捷,记忆力才会处于高能,精力才会旺盛。心理学家认为,注意力对人的行为起着重要的作用,注意力不集中,就不能周密、细致地观察处理问题,易导致定向反射和适应性的失误。上班心不在焉,已经发生差错也毫无察觉。如一护生在给一患者输液时,虽经查对床号、姓名,却偏偏走到另一患者床旁输液,结果错输给不用输液的患者,幸好瓶中药物无特殊性,才未酿成大错。

(4)心理定式。定式心理是指人们在过去经验的影响下,心理活动的准备状态,它可使后继的心理活动产生一定的倾向性[2]。如一护生准备为青光眼患者滴眼时,由于平时放置1%匹罗卡品滴眼液的位置放置了与之包装相似的1%阿托品滴眼液,这位护生以为该位置上都是匹罗卡品,取药时只看了一眼所取药物的浓度,自认为没问题,结果造成了差错。可见定式心理对该护生的影响。

(5)专业知识技能不足是发生差错的内在原因。业务知识缺乏,技术水平低下或不熟练,对药物剂量、浓度、单位不明确,处理医嘱易抄错,等等。

(6)护患间缺乏有效沟通。在护理过程中,由于工作任务繁忙,护生无法与患者进行更多的交谈沟通,一方面对患者及家属提出的有关治疗、用药疑问未能进行更深一步的核查;另一方面对患者的不良情绪未能引起足够的重视,导致护理差错的发生。

3. 带教教师方面的因素分析

实习后期,大部分学生已经过几个大科室的轮转,有的老师认为护生具有一定的工作能力,过于相信学生,让护生独立去做各项工作,因工作繁忙或责任心不强,检查不仔细,导致护生发生差错。

（三）防范对策

1. 加强对带教教师的管理

（1）实施"一对一"带教导师制。在实习生入院时指定一名有带教资格的老师负责学生到实习结束,要求导师在 1 周内主动联系学生,实习生与导师合影,由组长汇总后交科教科邮箱保存到总实习结束。导师负责协助解决学生实习、生活、心理困难,指导就业等。

（2）加强带教教师责任心及法律意识。带教中要求带教教师加强责任心,做到"放手不放眼",认真讲解、示范每一项操作的要点及要求,护生进行操作时应更加仔细对待,严格查对制度并应征得患者或家属的同意。

（3）选择优秀带教教师。在选择带教教师时不要一味地按资论辈,而应该选择具有良好医德素质和精湛操作技能、热爱带教工作、综合素质高的同志担任带教工作。

2. 加强对护生的管理

（1）强化护生护理安全与法制知识教育,提高护理安全认识。安全护理与法律法规有密切的关系,护生对安全护理重要性认识和较强的法律观念是做好安全护理工作的前提。因此,对实习后期的护生要经常进行安全教育和法制教育,牢固树立"安全第一,质量第一"和依法施护的观念。如对护生进行《中华人民共和国护士管理办法》《医疗事故处理条例》《护士的权利和义务》以及护理工作中潜在的法律问题等 6 个学时的授课。并将授课内容作为护理部及临床各科出科考试内容,考试成绩记入护生实习手册;对考试不及格者,强化培训后进行补考直到合格为止。使护生增强法律意识,明确自己法定的职责范围,如护生是学生,只能在执业护士的严格监督和指导下为患者实施护理。如果在执业护士的指导下,护生因操作不当给患者造成危害,可以不负法律责任;但如果未经带教护士批准,擅自独立操作,对患者造成了危害,也要承担法律责任,患者有权索要经济赔偿。

（2）加强职业道德教育,严格执行各项制度。良好的职业道德修养是从事护理工作最基本的职业要求,也是提高护理质量、防范护理差错最基本的条件。组织护生参加"假如我是一个病人""我心目中的护士""知荣辱、树新风"等主题的演讲会,激发护生热爱护理事业。严格遵守查对制度,"三查七对一注意"

是药疗总则中的重点[3],在用药过程中严格执行查对制度,做到"三查七对一注意"。在操作前、操作中、操作后查对姓名、床号、药名、浓度、剂量、用法、时间,注意用药后反应;及时提醒、纠正学生的错误行为,帮助并监督护生做好"三查七对",使其在观念上、行动上确认查对制度的重要性,在操作前中后严格执行,并养成按章办事的习惯,防范差错发生。

(3)重视定式心理的影响。护理管理者及临床带教教师要认识到定式心理在护理安全防范中的重要作用。强化对易受定式心理影响的薄弱环节的管理。各科加强"五常法"[4]的规范管理,使科室各类物品、药品放置统一,定点定位,整齐有序,标记醒目。各项操作及护理文件标准化、规范化、制度化,减少差错的发生。

(4)加强校、院沟通联络,及时反馈。学校与实习医院保持定期联系,每周向医院了解护生实习情况,每月召开一次护理实习生座谈会,了解护生的需求。护理部不定期下科室了解护生的学习、工作和思想状况,及时沟通,及时反馈;护士长在工作中注意了解护生的个性、心理需求等,给予关心、疏导和支持,帮助护生解决心理问题,提高自控能力,以良好的心态进入工作角色;带教教师在与护生的密切接触中观察护生的工作能力、情绪、心理状态等,注意唤起护生的注意力,在易发生护理差错的薄弱环节反复提醒,保持其工作的警觉性,避免护生出错。

(5)加强沟通交流,消除护理安全隐患。以病人为关注焦点是护理质量改进的核心。带教教师要教导护生真正做到以病人为中心,关心所有病人。教导护生要多巡视病房,多与病人沟通,学会观察患者心理变化,对患者及家属提出的有关治疗、用药疑问及时进行核查,并向带教教师汇报。

(四)小结

要保证护理安全,防范护理纠纷,就必须抓好护生安全知识教育,提高护生对护理安全重要性的认识,增强护生的法律意识和自我保护意识;其次要注意护生专业素质的提高及业务能力的培养,加强护患间沟通交流。再次是在实习过程中,除了对护生进行专业思想教育、操作技能、独立工作能力、应急能力、思维和观察能力的培养及加强带教队伍建设外,还要掌握护生不同时期的心理状态,进行针对性教育培养,使护生以最佳的心理状态进行实习,才能杜绝差错事故的发生。总之,在护生的护理安全管理中,将安全护理教育贯穿运用于整个实习过程,加强教学质量控制。在为病人提供护理的环节上,从法律角度出发,从安全角度出发,在防范上下功夫,减少和杜绝因护理工作缺陷而造成的医源性问题,尽最大努力将安全隐患消灭在萌芽状态,严格控制护理差错的发生。

【参考文献】

[1] 张凤清,李珍,黄体纯.护理安全影响因素及防范对策 [J].中国实用护理杂志,2005,21 (6):67.

[2] 祁丽华.浅析影响护生实习后期护理安全的相关因素及对策[J].现代护理,2013,11 (9):161-162.

(张凤清)

十二、"三心"干预改善护理实习生在临床护理教学中的焦虑

护理教育是一种特殊的专业教育活动,它的最终目的是培养具有临床思维的学生和适应临床工作需要的护士,培养技术型、操作型高级护理人才。临床实习是护理实习生过渡到合格护士的重要阶段,随着现代医学的发展,护理观念的转变,人们对护理人员的综合素质有着更高的要求[1],也对临床护理教学工作发展提出了更大的挑战,护理实习生的心理问题不容忽视。临床资料表明,护理实习生存在诸多心理问题如焦虑、抑郁、精神紧张、恐惧、困惑、烦躁、心理压力大、人际关系敏感等,其中焦虑最突出。如果最主要的焦虑问题得不到及时、妥善解决,既影响病人的康复与身心健康,也影响护理实习生的身心健康与实习效果,更影响整个护理队伍的稳定和护理质量的提高。因此,医院带教教师既要承担护理实习生的相关护理理论知识讲授和开展护理实践活动指导,还需要为减轻护理实习生的心理焦虑、保障其身心健康,采取行之有效的保护措施。

(一)对象及方法

1.对象

选2017年7月至2018年7月在广西中医药大学第一附属医院的护理实习生60名作为研究对象,均为女生,平均年龄21.5岁。

2.方法

分为对照组和观察组2组,每组各30名。其中对照组采用常规教学模式,观察组在此基础上,进行"三心"心理干预,分别于第1个月、第4个月、第10个月通过焦虑自评量表、护理实习生综合素质评价表进行追踪,对心理极度焦虑

的护生进行"一对一"深入心理健康教育。

(二)结果

从焦虑自评量表和护理实习生综合素质评价表评估护理实习生焦虑状况，60 名护理实习生均存在心里焦虑，而观察组护理实习生焦虑通过"三心"干预明显改善，临床知识应用、思维能力、操作能力和心理素质得到提升。

(三)讨论

1. 国内护理实习生心理焦虑状况

临床护理行业是目前我国职业压力最大的三个职业之一，护理实习生既是大学生，又是未来的准护士，焦虑是护理实习生常见的心理问题。持续、长期、高水平工作压力不仅会影响护士身体健康，还会影响其护理工作质量。21 世纪的护理观念由以"病人为中心"的整体护理模式转向"以人为中心、以健康为中心"的全人护理，对护士素质提出了更高的要求。她们的知识水平和能力、思想道德素质、个性发展和身心健康关系着护理学科的发展。周英等[2]对护理实习生心理健康状况调查显示，护理实习生心理健康水平不仅比实习医学生低，而且比全国常模低。此外，学生紧张焦虑可以影响睡眠质量，而睡眠质量差反过来又可加重焦虑水平，形成恶性循环。因此，对高度紧张、焦虑伴明显睡眠改变的学生要及时给予心理辅导和采取适当的干预措施，打破恶性循环。采取适当干预对学生身心健康发展、提高实习效果，甚至今后的工作取向都有重要的意义，这值得我们不懈努力研究和探索。

2. "三心"干预措施

(1)坚持以人为本理念，建立完善的教学机制，让教学医院有关爱之心。医院建立一套完善的教学机制，有针对性地对护理实习生进行心理健康教育干预，给予护理实习生更多的关爱与尊重，满足护理实习生自尊的需要，帮助护理实习生顺利完成实习任务，减轻负担，提高应对挫折和适应社会的能力，正确面对自己的就业问题，有效减少或消除焦虑情绪，提高护理实习生的整体素质，提高临床实践教学质量。

①加强护理实习生教育干预，重视岗前培训。岗前培训是介绍医院环境、医院有关规章制度、基本职业素质要求、护患语言交流技巧、护理操作注意事项的关键时期，通过岗前培训加深护理实习生对护理工作内涵的了解，提高实习

意识,除角色递进和心理适应能力外,还应教会护理实习生有效的运用应对机制,提高自我调节能力,增加心理承受力和对环境的适应能力[3]。

②建立心理健康档案,持续跟进干预,加强心理健康研究。医院应为每位护理实习生建立完整的心理健康档案[4,5],分类整理,对护理实习生至少进行2次心理普查,采用焦虑自评量表和学生综合素质评价表,及时发现并了解护理实习生的心理状况,准确把握护理实习生的焦虑轨迹,有的放矢地预防,提高心理咨询和治疗的针对性和有效性,做到防患于未然[6]。实习过程是护理实习生思想不断成熟、业务不断进步、良好心理不断形成的过程。不但生活上、学习上、工作上关心她们,还要尊重护理实习生的主观能动性,引导护生积极参与临床教学和学术活动,组织护理实习生积极参与医院的各项有益活动,如文体活动、义诊、病人问卷调查等,使其不但受到良好文化底蕴的熏陶,还可以提升坚韧不拔、艰苦奋斗、团结合作及适应社会的能力。同时,适时进行政治思想和国情民情教育,磨炼她们的心志、毅力,帮助她们正确认识自己、评价自己,愉快接纳自己,提高调控能力,形成健全的人格,养成健康的心理素质。

③开设心理讲座,开展护理实习生实习期心理健康指导。医院应该定期召开护理实习生实习期心理健康专题讲座[7]。邀请医院内的心理咨询师、专家等免费对护生开展心理咨询。对极度焦虑甚至存在严重心理问题的护理实习生,医院能够及时请心理咨询师对其进行有效心理干预,缓解护理实习生的心理问题。在网络科技快速发展的今天,可以在网络上对护理实习生进行心理健康指导,推荐相关心理干预对策的书籍和资料让护理实习生自行下载学习。

(2)加强师资队伍建设,提升护理临床教学内涵,让老师有仁爱之心。

①双师型教学,提高带教教师自身素质。医院采取"临床专业老师+导师"共同参与护理实习生临床实践,高度重视"双师型"师资队伍的培养,积极为临床带教教师提供专业发展条件,采取"走出去,请进来"的方式,支持并要求护师老师们走出去,以开阔视野、转变思路、创新活力、追求卓越;同时邀请省内外院校知名专家教授来院做示范课和专题讲座,内强素质、促进交流、提升能力、共谋发展。通过教学基本功竞赛、讲课比赛、示范课等,培养青年教师基本素质和教学基本技能,促进教研室建设逐步走向科学化、规范化和制度化,提升护理临床教学内涵。

②重视心理健康教育师资队伍的建设。突出师才、师德、师风的培训,不断

丰富带教教师心理学、教育学等基本理论知识,掌握一些心理辅导技术,拥有心理学专业背景,开设心理课程讲座,把知识更新与技术练兵结合起来,通过开展临床业务辅导、实践教学查房和教学经验交流等活动,选拔及培训临床带教教师,不断提高临床教学和医疗水平。在教学过程中对护理实习生适当设置挫折情景,完成护理实习生综合素质评价表,实行双向评价,及时发现在临床知识应用、思维能力、操作能力和心理素质等方面的差别,对护生进行"一对一"心理健康教育,为进一步干预护理实习生焦虑心理的实施方案提供依据。

(3)树立以学生为中心的教学理念,开展丰富多彩的教学活动,让学生有智慧之心。

①树立以护理实习生为中心,以问题为导向的教学理念,培养护理实习生自主学习的能力。为护理实习生提供优质的教学资源和实习环境,从以教师为主导转移到以学生为主体,从实习者的需要、实习的结果确定教学结构、教学进程、教学安排;从老师该教什么转移到护生该学什么;从考虑老师怎么教好转移到考虑学生怎么学好;以学生为中心的教学理念能够满足学生自我发展的心理需求,可以最大限度地提高教学效率,将有助于提升护理实习生的独立工作能力及自理、调控、学习和人际交往的能力,促进护理实习生缓解焦虑情绪,形成良好心理素质[8]。

②培养护理实习生间良好的人际交往能力。有研究显示[9,10],良好的人际关系有助于提高护理实习生的心理健康。同学是护生在实习期间除了带教教师外主要的人际关系网,同学之间的关系越融洽,其心理健康状况越好,越能激发护生的学习动力,提高学习效果,促进自身成长,而良好的心理素质又可以促进人际关系的和谐,进而形成良性循环[11]。

(四)结论

总之,临床实习是护理教育的一个重要环节,护理实习生是我国护理事业的后备力量,她们的知识水平和能力、思想道德素质、个性发展和身心健康的水平关系着护理学科的发展。针对护理实习生存在的各种心理问题尤其是焦虑心理,临床教学应引起高度重视,建立一套完善的教学机制,在积极的心理视角下[12],发掘护生自身的潜能和优势,发展和培育人的积极力量,制订有效的"三心"心理干预措施,只有把这"三心"真正投入到实际工作中,才能消除各种导致护理实习生心理焦虑的因素,促进护理实习生心理健康的提升,有利于护理实习生尽快适应临床教学[13]，正确面对各种压力，适应角色转换，保质保量完成各项任务，从而壮大护理队伍，为护理事业的发展做贡献。

【参考文献】

[1] 程晓明，万文，王锦福，等. 医疗机构人力资源成该研究[J]. 卫生经济研究，2013，58（3）：22.

[2] 周英，赖淑英，尤黎明，等. 医护本科生心理健康状况调查[J]. 中国健康教育，2014，20（10）：944-946.

[3] 许希嘉，宋义英，林静芳，等. 132例中专实习护生心理健康状况的调查与分析[J]. 现代护理，2013，9（4）：265-266.

[4] 刘中亮. 大学生心理健康教育探析[J]. 盐城师范学院学报，2012，22（2）：107-109.

[5] 赵金爱，陈焕珍. 面向新世纪的大学生心理健康教育[J]. 科技情报开发与经济，2015，15（5）：268.

[6] 刘中亮. 大学生心理健康教育探析[J]. 盐城师范学院学报，2002，22（2）：107-109.

[7] 黄莉. 护理心理学教学改革与护理专业学生心理素质优化的探讨[J]. 科技信息（学术研究），2008（3）：486-487.

[8] 崔舜，陶晓南，吴汉妮，等. PBL教学模式改革的思考[J]. 医学与社会，2015，18（6）：58-60.

[9] 朱君，赵雯，刘增训，等. 大学生人际关系与心理健康的相关研究[J]. 精神医学杂志，2013，26（4）：265-267.

[10] 李艺敏，李永鑫. 青少年人际关系能力对社交自卑感和心理健康的影响：社会适应性的作用[J]. 心理科学，2015，52（1）：109-115.

[11] 任艳，胡晓莹. 护理实习学生学习动机和师生关系的研究[J]. 中华护理杂志，2012，47（6）：521-525.

[12] 李静，孙雪芹. 本科护生心理健康现状调查[J]. 中国健康心理学杂志，2017，25（5）：254-257.

[13] 邓英，赖添顺. 护生临床实习末期状态——特质焦虑状况的调查分析[J]. 全科护理，2010，8（8）：1982-1983.

（甘业静）

3

第三章

实践教学改革研究

一、微格教学法在规范口腔医学生临床技能操作中的运用

口腔医学是一门技能操作性很强的临床医学学科,如何让学生高效规范掌握口腔医学基本临床技能操作,是口腔医学临床教学中一直以来面临的一个重要问题。根据口腔执业医师资格考试的趋势和口腔临床技能操作的特点,必须转变传统的教学观念和教学方式,提高训练者的医学操作技能,这对于规范临床技能操作、激发学生学习积极性、培养学生自主学习和评判性思维能力、提高临床教学质量和执业医师技能考试的通过率起着重要的作用。如何有效改进口腔临床操作教学模式,提高学生临床操作技能训练的规范性是口腔医学技能操作教学中急需解决的问题。

（一）我国口腔医学生临床技能操作存在的问题

口腔医学临床教学除了培养学生的临床诊疗思路外,临床操作技能的培训也是不容忽视的[1],临床操作技能的培训是口腔医学生从在校的基础理论学习向临床实践转化的必不可少的重要环节。因为有教学前的资料准备、教师的提问及课堂讨论,临床操作技能相关的基础知识的储备,如局部解剖、操作适应证、禁忌证、并发症等,学生能基本理解和掌握,传统的教学方法能够在一定程度上提高学生的积极性及主动性,培养和发展学生的临床操作能力,但在临床技能教学方面仍存在很多不足,其中口腔技能操作培训中最大的问题是无法有效规范学生临床操作技能。当下我国口腔医学教育仍普遍采用最传统的大班级教育模式,口腔医学生临床技能操作的培养方式形式单一[2]。且在传统的口腔临床操作技能教学方法中,由于口内操作视野小,而学生众多,往往造成老师或者示范学生一人操作,全班拥堵的局面,大部分学生无法全面捕捉临床技能操作中的要点。国外研究显示,人数少的班级可以增加学生的学习兴趣,教师也可以针对每个学生的实际情况因材施教[3],而当下的临床技能培训课程示范过后,学生往往只能凭记忆"照葫芦画瓢",忽略很多操作细节和要点,课后练习又不能得到及时纠正,导致学生操作不够规范,影响学习效果。

（二）微格教学法在口腔医学技能操作培训中的优势

微格教学起源于20世纪60年代,是由美国斯坦福大学Allen等在1963年通过"角色扮演"的学习方式对师范类学生进行教学方法改革后提出的一种教学方法,是一种能够让师范生和在职教师迅速掌握课堂教学技能的新型培训方法，又被称为"小型教学""微型教学""微观教学"等。从 20 世纪 80 年代开始，微格教学法被引入我国，之后被逐步应用于师资培训与师范教学之中，但鲜运用于口腔医学生临床技能操作的培训之中。

微格教学在口腔临床教学中具体体现为：利用录像等手段，将口内局限的操作视野、整个操作教学过程拍摄下来，然后重新播放录像，指导学生反复练习及模拟，并结合自我评价、同学互评、教师点评，提出操作要点及不足之处，对教学技能和教学过程进行全面有效的反馈，学生一起边看边分析，充分发挥集体的智慧，对临床操作实践中存在的问题，从不同角度进行分析评价，从而使学生深刻认识操作中存在的不足，主动纠正自己的行为。用微格教学法开展口腔医学生的临床技能操作培训，实际上是提供了一个具有录像功能的训练环境，把复杂的、连续的、综合的操作过程分解或一些教学片段，使复杂的、综合的、受多种因素制约的教学技能培养变成有清晰目标的、可观察的、可描述的、可操作的单一教学技能演练，通过录像等设备记录受训者的实践过程，通过学生和老师的反馈与评价，规范口腔医学生的技能操作。因此在宏观上，微格教学法是一个具有教育、点评批判和再教育的发展提高的教学方法。其核心优势在于能激发口腔医学生从拥堵的、片面的、无法全面观察规范性操作的教学环境中彻底解放出来，通过录像使受教者对自身在学习中的表现有更加深入的理解，课堂上学生以及教师对每个学生的操作给予详细点评，使每个学生可以及时发现自己的不足，其他学生和教师的即时评价使学生的技能操作不断改进和提高，使学生从被动接受评价转变成为渴望评价和积极参与评价[4]。有效地提高了学生学习的热情和主动性，能将"当局者迷"的自我反馈转化为"旁观者清"的"他人"反馈。

通过运用研究，我们发现微格教学的优势主要有以下几点：

（1）通过反复观看技能操作录像，学生可以大大提升自我效能感。学生回看自己的技能操作录像，可对自己操作全程的不足之处进行批判性思考。与此同时，通过自我点评和同学间互评，教师点评，深刻发现自己操作中存在的问题，继而积极改正，避免类似错误再次出现。

（2）课程形式生动形象，符合学生感官兴趣需要，气氛良好，提高学习能动性。学生通过手机、摄像机等录像设备，把技能操作的每一步认真录下来，再通过重播观看，逐一挑错纠正，这一过程增加了学生的积极主动性，将传统教学中一味地被动吸收转为主动学习,更具成效[5]。

(3)有效提高教师队伍的教学技能[6]。微格教学的一大特点是以学生为主体,教师为主导,操作训练为主线。教师需要录制操作示范视频,要达到操作流程的规范化、标准化、科学化,就要求教师自身具备扎实的理论基础和娴熟的操作技能,并能对学生进行积极有效的指导,督促教师提高自身教学技能。

(4)教学直观,记录过程声像化,操作效果反馈及时,操作评价客观准确,提高了教学质量。通过教学过程全程拍摄并反复回看视频再训练,不仅强化了教师临床技能标准示范的过程,也让学生在反复观看自己的临床操作回放录像过程中及时发现和纠正问题,从而记忆深刻,再结合反复训练和反复回看录像再训练,可以使学生在短时间内掌握临床操作技能,提高学习效率。观看视频后,通过学生、师生间交流点评,可以及时了解自己操作中的不足并改正,大大提升了学生的实验操作能力,更加促进理论与实际完美契合。同时能将复杂的问题分解为多个单一的小片段,利于学生的学习,有利于教学质量的提高。

因此,相对于传统的教学模式,采用微格教学方法,不管是从学生理论考核、实践操作等客观评价方面,还是学生对课程的主观评价方面,其优点都是显而易见的。

(三)微格教学法在我国口腔医学临床技能培训中运用的现状

从研究来看,微格教学法是根据传统教学的特点以及不足总结提炼出来的一种新型有效的教学方法,它既轻松又富有成效,作为一种现代媒体教育方法,既提高了学生上课的积极性、学习的有效性、团队协作的能力,又通过能够反复重播的视频以及反复的模拟练习,大大规范了口腔医学生临床操作技能,可以在口腔医学生临床技能操作训练教学中广泛应用。然而,微格教学也存在一定局限,如训练时间不足,训练深度、精度不够。微格教学法以"精细化""程序化""小型化"为特点,因此,在规范化操作培训中,良好的培训效果需要充足的训练时间。但在口腔规范化操作的实际教学中,每次只能选择一项或者几项操作技能,并通过拍摄整个教学过程、重新播放录像、自我评价、同学互评、教师点评等多个教学环节,对为数不多的学生进行针对性培训才能达到预期效果。而当前口腔院校教学大纲要求掌握的内容多但实际课时不足、参训口腔医学生人数较多,这些情况难以改变。且微格教学需要硬件功能齐全的微格教室、充裕的训练时间、专业素质优良的指导教师,这样才能创造标准、高效的微格教学环境。然而遗憾的是,这些软硬件条件在国内较多口腔院校的实际课堂教学中往往是得不到满足的。诸如未具备先进完善的教学设备,或教学设备拍摄、播放中运转不畅、师资队伍单薄、指导教师实践经验缺乏等,必然引发微格教学在口腔技能操作环节中简化、造成技能培训成果不尽人意等诸多问题。因此,要从根源上解决微格教学在口腔临床教学中运用的难题,不仅需要高校相关部门对目前口腔教学的基本现状、微格教学存在的缺漏有明晰的认识,还需要加大投入、加强建设力度。一方面,要加强口腔院校硬件设施的建设,定期维护、不断更新现有设备,购置急需器材,建立专业的口腔微格教学实验室等。同时,要在条件允许的情况下,建立便捷快速的申请、审批通道,尽可能地提高效率。另一方面,要不断完善口腔微格教学所需的各种软件条件,比如协调微格教学大纲中与教学实践不相匹配的部分,引进、打造高质量的微格教学教师团队,完善师资结构、定期培训技能操作课程教师的微格教学技能、定期对微格教学的师资条件进行考核、不断优化微格教学的各个环节等。

总之,口腔临床操作视野小,操作能力要求高,微格教学运用于口腔医学临床技能操作中所产生的效果显而易见,是弥补当前教学模式不足的有效途径之一。

【参考文献】

[1] 侯萌,滕月,宋青.微格教学训练联合 PBL 教学法对提高妇产科实习学生临床技能水平的研究[J].医学教育研究与践,2018,26(5):892-894,901.

[2] 范志朋,余湜,杨东梅.国内外口腔医学教育比较分析[J].北京口腔医学,2012,20(3):170-171.

[3] Singh T,Sharma M. Mini-clinical examination (CEX) as a tool for formative assessment[J]. National Medical Journal of India,2010,23(2):100-102.

[4] Zaffir H,Nissim S. Evaluation in Clinical Practice Using an Innovative Model for Clinical Teachers[J]. J Nuts Educ,2010(30):1-5.

[5] 宓伟,尹淑英,练武,等.任务驱动教学法在预防医学实验中的应用[J].中国卫生事业管理,2015,32(11):864-866.

[6] 黎祺,张少华,汤之明.口腔医学综合实训课程教学做一体化探索和实践[J].中国高等医学教育,2015(10):67-68.

(廖明华)

二、基于学习金字塔理论的翻转课堂在泌尿外科实习教学中的应用

临床实习在医学教育中是必不可少的一部分,是医学生将课本所学的理论知识、专业技能向实际工作应用转化一个实践过程。它是课堂教学的深化,补充和测试,更是进入社会就业前全面提高职业能力的必然阶段[1]。因此,临床实习无疑是医学教育中最为紧要的环节之一。如何提高教学质量,提高学生对知识的高效吸收,是临床医学院教师最为关心和不断探索的课题。笔者基于学习金字塔理论的指导,将传统的以教师为主导的授课方式,转变为由实习医师根据自己分管病例相关疾病知识,收集资料,并利用 PPT 分享的学习方式。该授课方式取得了较好的学习效果,现将初步经验总结介绍如下。

(一)研究对象

1. 学生资料

选取 2016 年至 2018 年在柳铁中心医院泌尿外科实习的 76 名五年制临床医学专业学生(分别来自广西医科大学和右江民族医学院),随机分为观察组和对照组,各 38 名。观察组采用学习金字塔理论与翻转课堂相结合的教学方法,对照组采用传统教学方法。两组学生在性别、年龄及学习经历等方面无统计学差异。

2. 教师资料

柳铁中心医院泌尿外科主治医师,工作 11 年,有多年临床教学经验。

(二)研究方法

1. 观察组实施方案

按学校及医院的教学规定,每周 1 次讲座。首先由带教教师和学生共同确定主题,选取一个典型病例或数个相似病例,自学该疾病的病因、临床表现、辅助检查、诊断及治疗等。遇有难以理解的问题,教师引导学生通过翻阅专科指南、查找网络文献等方式进行自我解答,随后指导同学利用办公软件完成 PPT制作,其间由学生自行梳理演说思路。最后根据约定的日期,由数名同学集中进行知识分享,分享结束后互相提出问题,演讲者先尝试解答,带教教师加以归纳总结。

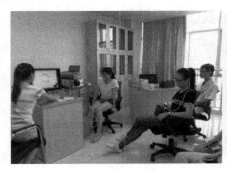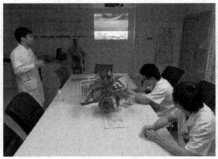

图 3.1

2. 对照组实施方案

由带教教师按传统方法进行小班讲座。

3. 评价指标

（1）两组同学出科时均按照理论考试满分 100 分、操作考试满分 80 分和病历书写满分 20 分的方式进行考核，其中理论试卷题目相同，包含 50 道单项选择题，顺序打乱，分为 A、B、C、D 四套试卷，每位同学随机选择其中一份，操作考核为导尿术。时间为泌尿外科实习结束出科时进行。

（2）自行设计简单的学习效果问卷，包含四个问题：你认为采用该教学方式的教学氛围如何？该教学方式是否令你产生学习兴趣？通过该教学方式你对知识的理解能力提高了吗？通过该教学方式你对知识的分析探索能力提高了吗？调查表采用五级评分法，分为非常不合适、不合适、难以确定、合适、非常合适，每项相应获得 1~5 分，分值越高认为学习效果越好。

4. 统计方法

将数据输入到 Excel 和 SPSS 17.0 软件中进行统计分析，比较主要采用 χ^2 检验，$p<0.05$ 为差异有统计学意义。

（三）结果

1. 出科考试成绩

对两组实习同学均采用相同难度的出科试卷、技能操作和病历书写方面的考核，观察组的出科成绩中理论成绩高于对照组，操作成绩和病历书写成绩相比并无明显差异，见表 3-1。

表3-1 出科考试成绩(平均分)

项　目	观察组/分	对照组/分
理论成绩	91.8	85.7
操作成绩	72.5	71.8
病历书写	18.1	18.3

与对照组相比,$p<0.05$。

2.学习效果问卷得分

2016年度和2017年度实习医师在翻转课堂结束后填写问卷,共发放76份问卷,回收76份均有效,结果见表3-2。观察组在活跃教学气氛、提高学习兴趣、促进知识理解、加强分析探索能力等方面均优于对照组。

表3-2 学习效果问卷得分(平均分)

项　目	观察组/分	对照组/分
教学气氛	4.23	3.11
学习兴趣	3.91	2.84
知识理解	3.86	2.73
分析探索	3.82	2.63

与对照组相比,$p<0.05$。

(四)讨论

临床实习作为整个医学教育链上的重要一环,如何能够发挥它最大的效能,一直是临床带教教师关注的实际问题。泌尿外科实习具实践性强、专业性强及私密性强的特殊性,授课时采用传统单一的经验教学、集中上课等教学方法,已不能充分调动学生积极自主的学习态度,不利于提高分析解决临床问题的能力[2]。20世纪40年代由美国学者根据研究总结出了"学习金字塔"理论[3],该理论得出结论,即仅通过单纯聆听阅读的方式获取知识的效率远不如经过亲身实践并传授他人的方式。该理论后被奉为经典,并广泛应用于教学活动中。翻转课堂是2007年美国科罗拉多州化学老师Jonathan Bergmann and Aaron Sams等人经过实践后提出的新型教育模式[4],该方式的提出颠覆了传统的教学模式,转变了教师和学生在课堂上的角色,使教师从教授者变为引导者。

基于学习金字塔理论的翻转课堂的开展,对于学生来说,有如下收获:①可通过具体病例加深对疾病理论知识的认识,整理 PPT 时反复思考理清知识脉络,加深了印象;②通过老师的指导翻阅文献了解了疾病诊疗的最新进展,更熟练掌握了获取知识的途径;③制作 PPT,可以掌握 PPT 这项办公技能;④通过分享病例及相关疾病知识,锻炼了表达能力和沟通能力。而对于临床教师来说,不需要花费更多时间讲授相对浅显和重复的知识,提高了时间利用率,同时又能针对学生的知识薄弱点加以辅导。平等活泼的教学氛围有利于拉近师生间的距离,学生在积极思考后提出的高质量问题也有利于授课医师教学经验的累积,真正做到教学相长。

授人以鱼不如授人以渔。传统教学内容刻板,形式单一,只注重将知识的结果直接输送给学生,而不注重对结果的探究过程[5],形成了只靠记忆能力的效果,但对于浩如烟海的医学知识而言,单纯记忆很难持久掌握。想在两周的实习时间内完全掌握泌尿外科疾病诊疗也是不可能做到的。通过将学习金字塔理论和翻转课堂教学模式相结合,应用在泌尿外科实习教学中,使学生掌握了探究知识来源,理清知识脉络的方法,在实习期间达到了较好的效果,值得深入探讨和推广。

【参考文献】

[1] 金杰,杨子涛. 我国本科五年制临床医学实习改革的现实意义与未来展望[J]. 中国卫生产业,2018,15(11):190-192.

[2] 张贤生,高晶晶,杨佳佳,等. PBL 教学方法在泌尿外科临床教学中的应用[J]. 安徽医药,2013,17(9):1637-1638.

[3] Betrus, Anthony K. The Mythical Retention Chart and the Corruption of Dale's Cone of Experience. [J]. Educational Technology,2014,54(6):6-16.

[4] Galindo I. Flip Your Classroom: Reach Every Student in Every Class Every Day[J]. Teaching Theology & Religion,2014,17(1):82-83.

[5] 李文娟,谭涵宇. 眼科教学实践中的改革进展[J]. 教育教学论坛,2017(35):114-115.

(赵书斌、沈彩红、梁颖玲、王熙军)

三、多种教学模式在临床护理教学中的应用进展

随着护理学科与医疗技术的不断发展,社会对高素质护理人才的需求越来

越迫切,对护理人员的整体素质和护理质量的要求逐渐增高,护理教学作为培养护理人员主要手段之一,教学方法和质量把控举足轻重,只有对临床护理人员不断进行培训教育,才能使其不断更新临床知识和提高业务操作水平,多年来,如何培养社会和临床需要的合格高等人才,怎样使高等教育与临床护理结合起来,一直是护理教育工作者面临和探讨的重要问题。[1] 护理教学是护理学校临床护理的必修课程,包含了理论知识和临床操作技能两大主要部分,护理教学质量直接影响专业人才的培养,在素质教育背景下,为切实提高实习护士的理论和实践水平,我们重视和加强了护理教学的有效性,针对护校实习生临床实践存在的问题,通过采用多种教学模式,以更好地对护士实习生进行教学指导,取得了很好的成果,现总结如下。

(一)在护理教学中引用以问题为基础的 PBL 教学法

PBL 教学法即以问题为基础的学习方法,是由美国神经病学教授在加拿大多伦多的麦克马斯大学首创[2]。PBL 教学是通过理解或解决问题所进行的学习,改变了传统的以授课为基础的单项教学方法,有利于调动学生的学习积极性和主动性,有利于培养他们的临床逻辑思维能力、解决分析能力、自学和创新能力。目前,以问题为导向的教学模式(PBL)在我国得到了广泛的应用[3]。传统的直观教学法是以教师为主体,教师手把手地教,护生被动地学,依赖性较强,不利于主观能动性的发挥,而且教学手段、形式单调,缺乏活力,束缚了护生科学思维能力的发展。将 PBL 教学引入护校实习生的护理教学中,首先要明确教学目标,即让学生自主掌握解决问题的方法和能力,培养学生的自我学习能力、团队协作能力、护理技巧等。在 PBL 教学过程中,需要带教教师具备扎实的护理专业功底,并且熟练掌握教学大纲、教学内容,能够准确提出针对性的、启发性的问题,而且带教教师还需充分掌握 PBL 教学法的内涵和特点,熟练掌握 PBL 教学法的应用步骤和技巧,例如问题设计的连贯性,从而确保 PBL 教学法的应用效果。首先带教教师科学地设计临床病例,以教学大纲为基准,结合教学资源,选择具有代表性的病例,提出问题,由学生小组进行讨论,其次,让学生小组针对问题借助网络、图书等方式收集资料,解决问题,以 PPT 的形式进行成果反馈与总结。在各小组都提交学习 PPT 后,由带教教师根据每个小组的学习成果进行总结反馈,指出方案可行性以及错误点等,让学生通过教师的引导寻找自己的不足,并进行补充和完善,从而达到教学目的。

（二）翻转课堂

翻转课堂也称为反转课堂或颠倒课堂，国内外学者从不同角度对其进行了定义。美国某网站认为，翻转课堂是直接教学从面向群体学习空间转变为面向个人学习的空间，而群体学习空间转变成为一个动态互动的学习环境，学生可以在其中应用概念和进行自主性学习，教师则是在旁边进行相关的指导[4]。它实际上也是一种"先学后教"的教学模式，首先在护理查房前由实习护士主动报名准备，利用业余时间自己学完相关知识，并请教老师，列出讨论大纲，最后明确查房的目的和学习的重点和难点，同时制作 PPT 课件，运用翻转课堂模式，护理实习生在护理查房中由被动转变为主动，在护理查房过程中，和其他实习生、老师一起分享自己参与该患者护理时的经验和体会，最后由带教教师点评，从而提高了实习生自主学习的主动性、语言表达能力、团队合作能力，增强了学习兴趣。并且我们还对翻转课堂的整个过程进行教学评价，提高了翻转课堂带教教师的教学有效性和临床实习护士的学习有效性。通过这种模式的改变，96%的实习生表示更喜欢翻转课堂的学习模式，研究显示，翻转课堂有利于将理论知识和临床经验相结合，不但可以提高实习生的理论实践水平和学习积极性，还能提高其联系实际的能力、语言表达能力、时间管理能力、分析能力，从而加强评判性思维能力。

（三）反例教学模式

"例中学"在教育行业运用较为广泛，主要分为正例和反例[5]。正例是概念集合下的成员之一，具备概念所有的相关属性；反例则是指缺乏概念一个或多个相关属性的例子[6]。有研究表明，合理运用反例，有助于深化学生对概念的理解，打破学生思维定式的局限，提高学生纠错的能力，可以优化学生处理问题的能力。反面案例导入的教学方法已被运用在不同领域的教学培训中，并取得了积极的效果。通过对护校实习生的带教实践，发现护生存在思想不集中和学习兴趣不高的现象，技能操作培训时不能掌握操作的重点和难点，练习和考核时仍然出现反复强调的问题[7]。为了有效解决这一问题，我们成立了拍摄小组，结合操作规范标准和临床实际工作，制作增设自我设障点的反例操作视频，护生通过仔细观看反例视频并找出设障点，就其展开讨论，由带教教师在旁指导并分析正确原因，再次强调操作中的重点和难点，以达到加深记忆的目的。

将临床护理中的相关不良事例和操作培训相结合,使护生能更深刻地理解考核标准的意义和临床实践结合的重要性。此外,为了改善护生的被动学习状态,在培训反馈阶段增加护生互动环节,使其提高了学习的兴趣和积极性,护生独自展示培训结果,可以将自己的短处和错误设为典型的反例,使其他护生对其表现进行对比分析,自我回顾分析、讨论学习,起到了很好的作用[8,9]。

(四)多种教学模式所面临的问题

多种教学模式凭借网络时代信息发展的便利,在临床护理教育领域有广阔的前景,但在运用过程中也存在不少问题和挑战,如课前需要制作大量的教学视频、PPT 等课件,但是临床上懂得信息技术利用的带教教师仍然较少,对授课老师课件制作能力提出了挑战[10],尽管多数护士认为多种教学模式对其学习和课堂都有积极的作用,但在实践过程中有一部分护士已习惯了传统的讲座式教学,不愿意进入到这种新的教学模式中,这对带教教师提出了挑战。其次是将反例教学模式运用在护理教学中,仍然缺少标准规范化的教学模式。

综上所述,将多种教学模式运用在临床护理教学中,可以提高护生的学习兴趣和批判性思维能力,促使护生树立临床实践与理论相结合的意识,加深其对标准规范的理解,正确认识护理专业理论与实践操作,以及护理安全的重要性,增加护生的护理安全责任感,值得我们进一步去研究和探讨。

【参考文献】

[1]全国护理事业发展规划(2016—2020 年)[J].中国护理管理,2017,17(1)1-5.

[2]Pierce R,Fox J. Vodcasts and Active-Learning Exercises in a "Flipped Classroom" Model of a Renal Pharmacotherpy Module[J]. Am J Pharm Educ,2012,76(10):196.

[3]陈广超,李铭.PBL 教学模式在高职高专医学教育中的应用现状[J].中医教育,2015,34(3):72-75.

[4] Flipped Learning Network. What is Learning [EB/OL]. [2015-05-19]. http://www.flippedlearning. org/cms/lib07/VA01923112/Centricity/Domain/46/FLIP-handout-FNL-Web. pdf.

[5]Atkinson RK, Derry SJ, Reamples A, et al. Learning from Examples: Instructional Principles from the Worked Examples Research[J]. Rev Educ Res,2000,70(2):181-214.

[6]郭建鹏,彭明辉,杨凌燕.正反例在概念教学中的研究与应用[J].教育学报,2007,3(6):21-28.

[7]姚红庆,张芳,自我设障操作视频在急诊护理教学中的应用[J].上海护理,2015,15(1):

79-80.

[8]柯燕燕,马丽萍,李春志.自评互评教学法在神经外科大学大专实习护生操作技能培训中心的应用[J].护理学报,2016,23(16):9-10.

[9]刘正芳,田丽欣,王凯丽.手机视频反馈教学在护理操作技术技能培养中的应用[J].护理研究,2015,29(11):1404-1406.

[10]邵春玲,隋树杰.翻转课堂的应用现状及展望[J].中华护理教育,2016.14(13):315-319.

(柯斯奇)

四、临床路径式带教法联合案例式教学法在脑病科实习带教中的应用

临床路径(CP)指医院中一组医护人员对某种疾病进行监测、治疗、康复与护理,制订的有时间性及严格顺序的诊疗计划,以加快患者康复及节约资源,使患者得到最好的医疗服务,临床路径的实施是国内外临床工作的发展趋势[1-3]。将临床路径理念融入临床教学中,以临床路径为平台,对医院临床实习学生进行教学的方法称为临床路径式教学法[4]。案例式教学法是指教师本着理论与实践有机结合的宗旨,遵循教学目的的要求,以案例为基本素材,通过师生、生生之间双向和多向互动,让学生把所学的理论知识运用于"实践活动中",以提高学生发现问题、分析问题和解决实际问题能力的一种教学方法[5]。案例式教学法旨在改变传统的"填鸭式"教学方法,提高学生的学习兴趣和求知欲,培养学生解决问题和团结协作的能力,以期取得较好的教学效果。本研究将临床路径式带教法联合案例式教学法应用于脑病科实习带教中,效果较好。

(一)资料与方法

1.一般资料

所选对象为2017年7月至2018年10月在脑病科实习的护生60人,年龄在18—22岁,每轮实习时间为4周。将60人随机分为对照组和观察组,对照组30人采用传统带教模式,观察组30人采用临床路径结合案例式教学法进行带教。两组护生年龄、性别、在校成绩等方面比较,差异无统计学意义($p>0.05$)。

2.方法

对照组采用传统临床带教方法,即护生入科后,由护士长或教学秘书做入科介绍,护生在实习大纲指导下完成各班工作,第2周完成专科小讲课与操作

示教,第3周组织护理查房,最后1周进行理论与操作考核,填写带教质量反馈表。观察组采用临床路径结合案例式教学法进行带教,具体方法如下:

(1)临床路径式带教。

①准备:成立教学小组,在护士长的带领下成立教学小组,设教学秘书1名,带教教师5名。护士长、教学秘书、带教小组成员在遵循护理部实习大纲的基础上,结合脑病专科特色制订实习带教路径表,将4周的教学内容由易到难列成具体项目,每项教学项目后都有教学评价,包括学生自评和教师评价。

②实施:a. 入科第一天,建立微信群。方便护生在入科后和带教教师建立联系。在进行常规入科介绍的基础上发放纸质版临床教学路径。带教教师按照临床路径进行带教,根据学生完成情况进行评价。每周教学秘书总结,通过微信反馈给护生。b. 第1周除了常规实习项目外,主要安排护生学习脑病科专科评估、肢体功能位的摆放、专科常用药物的用法及作用等,周五由带教教师进行基础护理学相关知识的提问。c. 第2周学习脑病科护理常规、操作示范及护理小讲课,讲课前将课件发到微信群内提前预习。周五提问中风的相关知识。d. 第3周安排学习脑病科护理文件的书写。在指定带教教师的指导下进行护理教学查房,教学查房由护生小组长主持,老师指导补充。周五提问眩晕等脑病科疾病知识。e. 第4周对前3周的计划补缺补差,带教教师对部分护生未完成的部分路径进行施教。f. 实习第4周带教教师组织完成出科理论、操作考试。举办护生座谈会,进行师生互评,发放带教质量满意度反馈表,护生填写对带教路径及案例式教学的意见,回收带教路径表。最后教学秘书对护生的理论、操作考试及座谈会内容进行总结,对考核中出现的共性问题,教学秘书通过微信群反馈给护生,有利于大家正确认识学习过程中的遗漏点。g. 当月教学秘书在科室业务学习中对上批次护生的带教质量反馈及对我科带教的感受做汇报。带教小组根据意见进行讨论、整改,促进带教内容及方式的不断优化。

(2)案例式教学。由临床带教教师选择学习病种,随后指定1名组长,担负督促学生完成课前预习的责任。学习前带教教师先准备病例,即根据大纲对某个专题或章节的要求、教材中重点和难点知识等在脑病科病房选择典型病例,在讨论前一周向组员下发病例资料及讨论问题,均为在院患者病例;小组长先汇报病人的病史,然后带领其他护生前往病房查看患者和相关查体;小组成员再以病例为基础开展讨论,各成员可以相互补充及质疑,组内统一意见并总结归纳；带教教师则适当启发和引导学生，对医患沟通、护理思路等方面进行必要补充；带教教师对病例进行总结，解决疑难问题及共性问题，总结知识点及介绍最新研究趋势，同时对各组的发言进行点评并提出今后的改进要求；最后护生及带教教师互相评价。

3. 观察指标[6]

（1）理论考核：实习第4周周四同一时间进行脑病科理论知识考试。

（2）操作考核：实习第4周从护生操作示教项目中随机抽取1项进行考核。

（3）带教质量满意度调查：调查表包含教学风范、教学态度、教学内容、教学方法、教学效果5个方面，教学风范包含2个子项目，教学态度包含4个子项目，教学内容包含5个子项目，教学方法包含4个子项目，教学效果包含4个子项目，每个子项目由非常满意到不满意分别对应5—1分5个分数值。

4. 统计学方法

应用 SPSS19.0 软件对数据进行统计处理，计量资料用均差±标准差（$\bar{x}\pm s$）表示，两组间比较采用 t 检验，以 $p<0.05$ 为差异有统计学意义。

（二）结果

（1）两组护生理论成绩与操作成绩相比，观察组理论成绩、操作成绩均高于对照组（$p<0.05$），见表3-3。

表3-3 两组护生理论与操作考核对比（$\bar{x}\pm s$,分）

项 目	人数	理 论	操 作
对照组	30	89.25±5.77	90.25±7.65
观察组	30	93.36±5.81	94.25±7.53
t		2.749	2.041
p		0.008	0.046

（2）两组护生对带教质量的满意度比较，观察组护生对教学内涵、教学方法、教学效果的满意度均高于对照组（$p<0.05$）；观察组对教学风范及教学态度的满意度高于对照组，但组间比较差异无统计学意义（$p>0.05$），见表3-4。

表 3-4　两组护生对带教质量满意度分数评价对比($\bar{x}\pm s$,分)

项　目	人数	教学风范	教学态度	教学内涵	教学方法	教学效果
对照组	30	8.21±1.04	18.25±3.12	21.05±2.90	18.67±2.80	15.65±3.01
观察组	30	8.30±1.01	18.36±2.89	23.00±2.81	20.85±3.00	17.99±2.89
t		0.340	0.144	2.645	2.910	3.071
p		0.735	0.886	0.010	0.005	0.003

(三)讨论

传统带教模式下的教学方式主要为老师主动教学,护生被动接受,护生对学习缺乏主动性。护生没有明确的学习大纲,无法统筹掌握实习期间每个科室需要学习的内容。研究表明,本科护理实习生的实践护理能力、批判性思维能力及沟通能力比较欠缺[7]。

实施临床路径式带教法,制订详细周密的教学路径表,将教学计划与内容细化到每周,从而可有效规范临床带教工作。而带教教师按照既定的教学路径将教学内容教授给护生,由浅至深、由点及面,且对难点、疑点进行重点突破,保证教学工作的连贯性与整体性,同时符合护生学习的一般规律,从而能够提高教学效果[8]。在此基础上融入案例式教学,教师本着理论与实践有机结合的宗旨,遵循教学目的的要求,以案例为基本素材,通过师生、生生之间双向和多向互动,让学生把所学的理论知识运用于"实践活动中",以提高学生发现问题、分析问题和解决实际问题的能力。

我科通过编制脑病科带教临床路径表,确定了标准化、规范化的临床带教计划,围绕此路径,结合缺血性脑卒中相关护理的案例教学组织临床带教工作,取得了如下效果:①在安排教学内容时特别强调了由浅入深、由易到难的顺序性。使护生能够在4周实习过程中有计划、有目标、循序渐进地安排学习,将护理理论与临床实践有机结合。②使护生在学习上掌握了一部分自主权,能主动学习要掌握的知识。③带教教师在临床带教的各个阶段及时对学生的实习内容进行教学效果评价,在评价基础上准确、恰当地督促学生完成学习内容,有利于护生学习效率的提高。④结合脑病科特色应用案例进行缺血性脑卒中的入院护理、术前术后护理以及出院指导的教学,激发护生学习兴趣,护生须自主发现问题、运用综合知识解决问题,培养了判断能力、推理能力、评判性思维能力和综合能力[9]。

在实施过程中,护生及老师反馈仍有一些问题需要改善,比如:①带教教师的综合素质需要加强[10]。②部分护生的学习自觉性较差,无法及时完成路径内容,需要及时督促。③教学临床路径基本能够包含学习内容,但要注重在带教过程中让护生理解操作内容的深层次意义,要做到学习内容丰富并且深刻。

综上所述,临床路径式带教法联合案例式教学法在脑病科实习带教中的应用,可显著改善临床带教质量,明显提高护生综合素质,提升其对带教工作的满意度。

【参考文献】

[1] Hyde E,Murphy B. Computerized clinical pathways(care plans):piloting a strategy to enhance quality patient care [J]. Clin Nurse Spec,2012,26(5):277-282.

[2] Chalkidou K,Lord J,Obeidat NA,et al. Piloting the development of a cost-effective evidence-informed clinical pathway:Managing hypertension in Jordanian primary care [J]. Int J Technol Assess Health Care,2011,27(2):151-158.

[3] 临床路径编委会.临床路径管理汇编[M].北京:科学技术出版社,2010.

[4] 范从海,文成,曹军华,等.浅析临床路径教学法对医务人员培养的影响[J].江苏卫生事业管理,2014,25(1):28-30.

[5] 罗立彬.近年国内案例教学研究进展[J].教育教学论坛,2015,(11):166-168.

[6] 侯贝贝,张祎晨,朱玉娟,等.临床路径结合情境模拟法在神经内科护理带教中的实践[J].医学理论与实践,2018,31(18):2840-2842.

[7] 解超芳.护理本科实习生核心能力现状调查与分析[D].重庆:重庆医科大学,2015.

[8] 罗放,吴小建,王学虎,等.PBL 教学模式联合临床路径在肝胆外科临床教学中的应用[J].西北医学教育,2014,22(3):581-583.

[9] 雷蓉,龙霖,高乔.情景模拟教学法对男护生综合能力的培养[J].护理实践与研究,2012,9(6):90-92.

[10] 陈士芳,任丽芳,王晓辉.护生对临床带教老师素质及带教工作满意度的调查[J].护理学杂志,2011,26(11):64-66.

(唐琳芳)

五、PBL 教学模式在心血管内科临床护理带教中的效果研究

临床护理教学是教学过程中的一个重要环节,是学校教育的延伸,是理论

与实践相结合培养护生独立工作能力的阶段。护生实习期间带教教师担负重要责任,主要包括传授相关临床知识及经验、培养护生职业素养、培养护生职业能力等[1]。以问题为导向(PBL)教学模式是美国神经病学教授 Barrows 提出的,主要特点是以问题为基础、以学生为基础,以提问学生为主的自主式和启发式教学[2]。PBL教学模式打破了传统填鸭式教学的古板性及一味灌输知识的局限性,提倡将教学问题带入实际,积极培养学生的自主学习兴趣与批判性思维[3]。因此,为提高我院护理教学质量,改变护理临床实习教学现状,心血管内科一区作为 PBL 教学模式的试点教学科室,对 2017 年 3 月至 2018 年 3 月在本科室实习的 84 名护生进行了实习教学管理研究,探究传统教学模式与 PBL教学模式教学效果的不同,现将研究成果报告如下。

（一）资料与方法

1. 一般资料

研究时间为 2017 年 3 月至 2018 年 3 月,选取在我院心内科一区实习的 84名护生作为研究对象。根据随机数字表法,将 84 名临床护理实习生分为对照组和观察组,每组各 42 名。分别采用传统带教模式和 PBL 带教模式进行带教。纳入标准：观察组 42 名,男生 6 名,女生 36 名;年龄 20—23 岁,平均(21.53±0.51)岁;本科生 15 名,专科生 27 名。对照组 42 名,男生 7 名,女生 35 名;年龄20—23 岁,平均(21.49±0.47)岁;本科生 13 名,专科生 29 名。对比两组护生的性别、年龄、学历,差异无统计学意义($p > 0.05$)。

2. 教学方法

对照组：在心内科临床护理教学中采用传统教学方法,具体教学计划如下：第一周入科宣教,让护生熟悉本科室环境及相关规章制度;第二、第三周进行常见疾病常规护理的系统教学,加深学生对专科知识的印象、操作示教及"师带生"护理查房;第四周出科考核。

观察组："以问题为导向"教学方法,以学生为中心,重点培养学生的自主学习能力和学习兴趣,打破常规,培养护生的评判性思维。具体措施如下：

(1)第一周：入科宣教,提出问题。宣教内容除了让护生熟悉本科室环境及相关规章制度外,临床带教教师还根据实际情况,提出本专科常见的护理问题,护生分小组(5~7 人一组)以问题为导向进行临床实习;然后要求学生详细了解常见疾病的概念、临床表现特征等情况。

（2）第二周：查找资料，给予帮助，即探究问题阶段。建立师生微信群，在静脉输液、肌内注射、心电监护等相关的实习操作项目中，各小组根据实际情况制订出各组的学习计划，通过师生间的沟通交流，使护生自己制订的学习目标和教师制订的达成一致。

（3）第三周：小组交流讨论，展示结果阶段。总带教集中各小组护生进行分享交流。根据第一周提出的问题，以学生为中心，让护生认真思考，积极发言，分享各自学习的成果，要求护生将相关思考过程迅速记录在课前下发的草稿纸上，并具体说明本组学习资源的来源以及大致内容。安排专人对护生分享的内容进行记录整理，并通过课堂表现来评价护生。最后，安排各小组组长在讨论会上进行一次小讲课，其他成员再对相关讨论问题进行补充。这样可以使护生相互间学习更多知识，发现自身不足。带教教师只是扮演引导者和观察者的角色，把时间交还给学生，让学生能更积极地参与其中。护生主持讲课并进行教学查房，增强课堂趣味性。

（4）第四周：出科考核及自我总结评价阶段。护生出科前进行专科理论及操作技能统一考核，完成出科鉴定及教学满意度评价。

3. 评价指标

实习结束后，对所有护生进行实习效果评估和带教满意度调查，实习效果评估包括理论考核和操作技能考核（观察组和对照组护生理论考试试卷和操作项目相同），以考核分数作为评判标准。理论知识考核中，所有护生出科考核占理论知识总分的 50%，对照组带教教师日常提问占理论知识总分的 50%，观察组则根据 PBL 课堂表现、护理查房综合表现进行评分，占 50%。操作技能考核中，护生出科操作统一考核成绩占 50%，日常随机考核成绩占 50%。采用自制满意度调查量表调查护生对带教的满意度。从知识掌握满意情况、教师责任心满意情况、实习过程满意情况、护理体会满意情况四个维度进行评价，所有问题均来自相关文献并由相关专家反复讨论后制订，具有一定针对性及合理性 [4,5]。所有调查问卷均有效，得分高于 80 分视为满意，60～80 分为较满意，得分低于 60 分为不满意。

4. 统计学方法

采用 SPSS 21.0 软件对数据进行分析处理，计量资料以（均数±标准差）表示，采用 t 检验；计数资料以（人数，%）表示，采用 χ^2 检验，以 $p < 0.05$ 表示差异

具有统计学意义。

(二)结果

1. 实习效果

对比两组护生学习效果,观察组理论总分(93.45±3.58 分)比对照组理论总分(86.25±5.43 分)高,差异具有统计学意义($p < 0.05$);观察组操作总分(95.98±3.54 分)比对照组理论总分(85.06±5.36 分)高,差异具有统计学意义($p < 0.05$),见表3-5。

表 3-5　实习效果的对比($\bar{x} \pm s$,分)

项　目	人数	理论总评分	操作总评分
观察组	42	93.45±3.58	95.98±3.54
对照组	42	86.25±5.43	85.06±5.36
t		5.560	5.378
p		<0.05	<0.05

2. 带教满意度

对比两组护生的带教满意度,对照组满意、较满意、不满意的人数分别为 13 名、20 名、9 名,其总满意度为 79%,观察组满意、较满意、不满意的人数分别为 30 名、12 名、0 名,其总满意度为 100%,观察组总满意度高于对照组,差异有统计学意义($p < 0.05$),见表3-6。

表 3-6　带教满意度的对比

项　目	人数	满　意	较满意	不满意	总满意度
观察组	42	30(71%)	12(29%)	0(0%)	42(100%)
对照组	42	13(31%)	20(48%)	9(21%)	33(79%)
χ^2		—	—	—	12.897
p		—	—	—	<0.05

(三)讨论

临床教学质量的高低直接影响护生实习效果的好坏[4]。目前我科临床带

教问题较多,主要包括以下几个方面:

(1)护生工作学习压力大,不愿意尝试学习新东西。护生刚进入临床,不适应临床工作的节奏,自主学习意识薄弱,组织纪律性较差,对于临床实习不够积极,只愿意学习临床常规操作(如打针输液等),而对于其他基本操作则不愿意学习[5]。

(2)临床带教教师带教经验不足,教学模式单一陈旧,从而影响学生临床实习效果。传统带教方式下,护生只能接受带教教师填鸭式的教学方式,缺乏自我思考能力和评判性思维能力,从而大大降低了护生的专业能力[6]。

(3)我院开展 PBL 教学模式较晚,人文素质教育重视度不够,未做到加强教学质量和提高教师水平。

(4)部分患者拒绝配合,这也使得护生临床操作机会减少,影响了教学质量[7]。

为改变临床带教现状、提高护生临床实习效果,我院正在进行临床实习教学管理模式改进,其中在心血管内科一区优先开展 PBL 教学模式,反响较好。PBL 教学模式摒弃传统教育思维,赋予多元化内涵的教育理念[8]。实习过程和社会实践密切相关,通过这种教学模式使学生在整个护理实践过程中都可以应用相关方法和理念来提高实习效果[9]。在本研究中,PBL 组 42 例对教学的满意度为100%,对照组 42 例满意度为79%。本研究采用不同带教方式对两组护生进行临床教学,对比结果发现观察组理论、操作总评分及教学满意度均高于对照组,差异具有统计学意义($p<0.05$)。

总之,在心血管内科采用 PBL 教学管理模式,能有效提高护理学生理论水平和专科性操作技能水平,可以有效激发临床护理实习生的自主学习热情和兴趣,提高护理学生的综合素质。带教的护生教学成绩更佳、满意度更高。因此,应当在全院护理教学中推广。

【参考文献】

[1] 孙源博,李雅楠,刘永恒,等.以案例教学法为中心教学模式对临床医学专业学生进行教学教改探讨[J].中国医药科学,2017,7(5):37-39.

[2] 孙英,张庆金,刘莉莉,等.对分课堂融合 CBL+PBL 模式在妇产科护理教学的研究与实践[J].继续医学教育,2018,32(10):37-38.

[3] 王程圆,李雅楠,王颖婷,等.三明治教学法在医学高校《外科护理学》教学中的应用研究

[J]. 中国医学创新,2017,14(12):138-139.

[4] 柯济超. PBL 结合多媒体教学模式在儿科实习教学中的应用 [J]. 中国当代医药,2017,24(33):133-135.

[5] 唐璐. 急诊护理带教中应用 PBL 教学模式的效果评析 [J]. 现代医学与健康研究电子杂志,2017,1(4):107,109.

[6] 李永强,许伟成,钱格,等. LBL-PBL 双轨教学模式在肾内科临床见习教学中的应用研究 [J]. 卫生职业教育,2018,36(1):91-93.

[7] 赵志,吴敏,官建中,等. 医疗纠纷案例分析结合 PBL 模式在骨科临床教学中的应用 [J]. 中华全科医学,2016,14(2):309- 312.

[8] 张小凡,周伟丽. PBL 教学模式的实践与效果研究 [J]. 教育教学论坛,2018(2):174-176.

[9] Oldland E, Currey J, Considine J, et al. Nurses' perceptions of the impact of Team-Based Learning participation on learning style, team behaviours and clinical performance: An exploration of written reflections[J]. Nurse Educ Pract,2017,30(24):62-69.

(李春燕)

六、运用 PBL 结合糖尿病看图对话™ 工具对临床护生的教学体会

PBL 教学法即以问题为中心(problem based learning,PBL)的教学方法,它以问题为先导,通过小组讲座和讨论的形式,学生在带教教师指导下通过解决问题学习必要的专业知识。糖尿病病例普遍存在于医院各个科室,看图对话工具具有趣味性强、图文并茂、生动直观等优点,本科室将 PBL 教学法结合糖尿病看图对话工具应用于护生的专科知识培训中,取得了良好效果。

(一)对象

选择 2018 年 3 月至 2018 年 10 月在本科室实习的护生(8 批,每批 5 名)40 名,实习周数为 4 周。按入科顺序,奇数批作为观察组,偶数批为对照组,各 20 名。两组护生一般资料比较差异无统计学意义($p>0.05$)。

(二)方法

在师资选择方面,临床总带教教师需要本科以上学历,护师以上职称,具备 5 年以上专科临床工作经历,取得糖尿病专科护士资格证书和糖尿病看图对话™ 工具辅导员证书。

1. 对照组

采用传统的教学模式(多媒体)进行教学,授课内容包括糖尿病基础知识、

饮食治疗、运动治疗、药物治疗、自我监测等内容。

2. 观察组

（1）教学工具。采用糖尿病看图™对话工具,其为7幅图,分别对应7个部分：①什么是糖尿病；②与糖尿病同行；③健康饮食和运动；④与胰岛素同在；⑤1型糖尿病；⑥糖尿病并发症及相关风险因子；⑦糖尿病患者足部护理。每张图有一系列图像和形象的标志,全面诠释糖尿病的概念、病理及治疗等；对话卡片包括糖尿病相关话题及误区,为看图对话过程带来更多信息；《辅导员指南》手册供辅导员使用,引导护理实习生围绕护理问题展开开放性讨论。

（2）教学方法。在入科介绍中向护生介绍本科室的查房方式是采用PBL教学方法,将每批护生组成一个学习小组,选定其中1名护生担任小组长,主要负责组织学习和讨论并做记录。①课前准备,根据科室工作流程、常见急危重症救护及相应典型糖尿病案例制订PBL案例。案例可由带教教师选取或由护理实习生从自己分管床位中选择,并给出讨论提纲5~7个。②资料查阅,根据提出的问题,护理实习生利用教科书、网络、医院图书馆等查阅资料,寻找答案并积极准备发言内容。由老师采用看图对话工具进行互动式教学,集体讨论,为案例中存在的护理问题寻求护理措施。讨论完毕后,老师指出缺漏之处,借助看图对话相应的图片予以补充,并回答护生提出的新问题。以其中一幅图"什么是糖尿病"为例,"胰岛素抵抗和胰岛素分泌不足"单纯从字面解释令人觉得枯燥,对照图里的苹果树去阐述就会很直观很清晰。同时老师对案例中涉及的重点进行讲解,涉的操作进行示范,更能符合理论与实际相结合的教学目的,最后再给同学们做总结。

（三）效果评价

1. 主观评价

实习结束后,由实习同学在问卷星上填写满意度调查表。

2. 客观评价

考试评价（包括糖尿病相关理论知识考试和操作考试）、健康宣教情况。

统计学方法采用SPSS统计软件包进行数据录入和分析,计量资料进行t检验,以$p<0.05$为差异有统计学意义。两组护生出科时糖尿病理论与操作技能成绩比较见表3-7。

表 3-7 两组护生出科时糖尿病理论与操作技能成绩比较

项 目	人数	理 论	操 作
实验组	20	94.2	96.27
对照组	20	88.2	92.32
t		9.996	9.020
p		0.00	

两组护生对授课方式及带教教师满意度比较见表 3-8。

表 3-8 两组护生对授课方式及带教教师满意度比较

项 目	人数	授课方式满意度	带教教师满意度
观察组	20	16(80%)	17(85%)
对照组	20	20(100%)	19(95%)
p		<0.05	

(四)讨论

PBL 教学模式结合糖尿病看图对话™工具有利于提高临床带教效果,巩固护理实习生糖尿病专科知识,提高健康教育的能力。糖尿病看图对话™工具是由国际糖尿病联盟(IDF)发起的新型互动式健康教育工具。借助于苏格拉底式"问答交流",并结合临床大量真实、鲜活事例,使学生积极、主动地参与到教学中,学思结合,课堂气氛活跃,激发学生的学习兴趣,对于培养学生的逻辑思维能力、语言表达能力、分析问题和解决问题的能力有较大帮助。传统带教仍采用老师讲解、灌输知识的教学方法,理论讲解很难与临床案例结合在一起,授课内容不够生动,很难调动护理实习生的积极性。本研究显示,观察组的理论知识、操作技能成绩均高于对照组,采取这样的方式让学生巩固了糖尿病专科知识,也使带教教师的角色由单纯的知识传播者转变为护生学习的促进者、帮助者和引导者。PBL 教学法是近年来国际上受到广泛重视的一种教学模式,该课程模式是"以教师为引导,以学生为中心",它强调把学习设置于复杂的、有意义的问题情境中,通过让学习者合作解决真实问题,来学习隐含于问题背后的科学知识,形成解决问题的技能,培养护生变单向思维方式为多向思维方式,有利于护生独立思考问题,理论联系实际,灵活运用知识。这种教学模式以护理实习生为中心,真正实现了师生直接交流互动,增加了彼此的亲近感。同时在带教教师的指导下参与自己选择对象的宣教,不仅拉近了师生的距离,还使护生在愉快和谐的教学气氛中主动学习。本研究结果还显示,观察组学生满意度高于对照组。因此,PBL 教学模式结合糖尿病看图对话™ 工具运用于护理实习生专科知识培训,可有效提高糖尿病专科培训教学质量。同时也促使老师做好课前准备,在课堂上要有较强的教学技巧和控制能力,平时要不断更新知识结构,勇于接受新知识、新理论、新技术,不断提高自身素质和业务水平,该学习方式值得推广。

【参考文献】

[1] 李领侠,周西,王妮,等.糖尿病看图对话™ 工具在护生教学中的应用[J].护理研究,2011,25(3):837-839.

[2] 陈立群,朱小燕.糖尿病看图对话™ 工具在实习护生糖尿病专科知识培训中的应用[J].护理研究,2014,28(3):380-381.

[3] 黄沂,宁余音.PBL 教学法在本科护生急诊临床护理教学中的应用[J].广西中医药大学学报,2016,19(1):139-141.

[4] 王丹,赵锡丽.CBL 结合糖尿病看图对话™ 工具在护生教学中的应用研究[J].当代护士(中旬刊),2017(2):180-182.

[5] 杨文英.中国糖尿病的流行特点及变化趋势[J].中国科学:生命科学,2018,48(8):812-819.

[6] 王永琳,郭婷婷.PBL 教学模式在专科护理学教学中的应用研究[J].世界最新医学信息文摘,2018,18(44):184,186.

(杨颖珍)

七、改良 PBL 教学法在呼吸内科教学中的应用研究

目前随着医学教育的深化改革,更强调临床实践技能和人文教育,开展多形式的教学方式才能解决不断出现的新问题,实习医生到呼吸内科轮转,目前按实习大纲要求,采用每天教学查房和小讲课的形式开展教学活动,但实习时间多为 2~4 周,相对较短,呼吸系统疾病较多,涉及影像、药学、营养、内镜等多学科,内容较分散,如何让实习医师在较短时间内学好、学全呼吸内科知识,成为带教教师一项难题。以问题为基础的学习,PBL 教学法以问题为引导,学生

为中心,以小组为组织开展的医学教学,在国际上较流行,取得了较好的效果[1]。PBL教学法准备时间需要1周左右,但呼吸内科内容多,实习时间短,使用PBL教学法不能完全适应呼吸内科教学,为了更好地实现教学目的,我们提出了改良PBL教学法,并取得了良好的成效。

（一）对象与方法

1. 研究对象

2018年6月至2018年10月在梧州市人民医院呼吸内科轮转学习的所有实习生、全科医生、住培生和本科室呼吸专科医生共117名学员。

2. 研究方法

对所有学员在周一至周五的11:45至12:00采用改良PBL教学法。

（1）改良PBL教学法的具体实施方式。①每天查房时从带教教师发现的问题或学生遇到的问题中选出一个,10:00左右告知学生,让其预习,每天11:45进行科内小讲课,时间为15～20分钟;②由高年资主治医师或副主任医师主讲,在办公室内的白板墙进行现场板书,共同讨论并最终解决问题。

（2）按实习大纲的要求,进行每周一次小讲课和每两周一次教学查房,小讲课安排在每周五8:10—8:45,讲课内容由教学秘书提前一月制订,教学查房内容由科室教学秘书提前一年制订,小讲课和教学查房由高年资主治医师或副主任医师组织。

（3）评价方法。每个学员在离开呼吸内科的前一天完成改良PBL教学法问卷调查,由学员和呼吸专科医生对改良PBL教学法进行评价,调查内容包括:对教学的参与性,全面掌握知识,拓宽知识面,提高自学能力,学习沟通技巧,学习的主动性,讲课知识的深度,激起学习兴趣,教学的灵活性,教学的课堂氛围,提高分析、解决问题的能力,对学科最新知识的掌握。

（4）统计学方法。所采集的资料采用SPSS18.0软件进行统计分析,双人核对录入,问卷调查结果比较采用χ^2检验,$p<0.05$有统计学意义。

（二）结果

结果显示改良PBL教学法在对教学的参与性、全面掌握知识、拓宽知识面、提高自学能力、学习沟通技巧、学习的主动性、激起学习兴趣、教学的灵活性、教学的课堂氛围、提高分析和解决问题的能力方面优于小讲课和教学查房,均为

$p<0.05$，在对学科最新知识的掌握和深度方面稍欠缺于小讲课和教学查房的教学方式，均为 $p<0.05$，在学习的主动性方面，两者无差别，均为 $p>0.05$，见表3-9。

表3-9　问卷调查结果

调查项目	人数	改良 PBL 教学法	小讲课和教学查房
对教学的参与性	117	86（73.5%）	31（26.5%）
全面掌握知识	117	98（83.8%）	19（16.2%）
拓宽知识面	117	105（89.7%）	12（10.3%）
提高自学能力	117	72（61.5%）	45（38.5%）
学习沟通技巧	117	113（96.6%）	4（3.4%）
学习的主动性	117	65（55.6%）	52（44.4%）
讲课知识的深度	117	34（29.1%）	83（70.9%）
激起学习兴趣	117	81（69.2%）	36（30.8%）
教学的灵活性	117	102（87.2%）	15（12.8%）
教学的课堂氛围	117	88（75.2%）	29（24.8%）
提高分析、解决问题的能力	117	72（61.5%）	45（38.5%）
对学科最新知识的掌握	117	49（41.9%）	68（58.1%）

（三）讨论

PBL 教学法以问题为导向，引导学生共同参与，探讨问题并最终解决问题，老师在这个过程中起到引导的作用，学生主导过程，培养了学习的氛围和主动性，在医学临床实习中受到广泛应用。但由于 PBL 教学法需要准备的时间约为一周，每次只能讨论一个问题，对于呼吸内科需要实习的内容多，知识面广，对于实习时间大多数在 2～4 周的学生，很难在短时间内掌握所有呼吸内科的知识点，且随着人文精神要求越来越高，医务人员对患者的人文关怀和沟通艺术要求达到较高水平，PBL 教学法不能完全满足实习生在呼吸内科的实习需要。目前教学医院实习生一般为每周一次小讲课，每两周一次教学查房，小讲课和教学查房都为教师命题，是针对教学大纲预定的教学内容，能扩宽知识点和协助同学掌握难点，并将理论和临床实践较好结合，但小讲课和教学查房都是教师主导、学生参与的方式,对培养自学能力和解决问题的能力存在欠缺。

通过本次改良 PBL 教学法在呼吸内科的运用,结果显示改良 PBL 教学法在对教学的参与性、全面掌握知识、拓宽知识面、提高自学能力、学习沟通技巧、学习的主动性、激起学习兴趣、教学的灵活性、教学的课堂氛围、提高分析和解决问题的能力方面优于小讲课和教学查房,在对学科最新知识的掌握和深度方面稍欠缺于小讲课和教学查房的教学方式。在学习的主动性方面,两者无差别。本次教学方法的评价引入了呼吸专科医生,评价一致认为改良教学法全面优于小讲课和教学查房的教学方式,但由于样本量少,仍需扩大样本量深入研究。本研究只限于呼吸内科,且研究对象为多个类型的学员,评价方法单一,缺乏第三方的客观评价,仍需不断改进评价方式,全面评价其在临床教学中的价值。改良 PBL 教学法与目前小讲课和教学查房对呼吸内科的教学各有优势,可在教学中互补,让学生学到更多更实用的知识。

PBL 教学法在呼吸内科与教学查房相结合,在提高学生主动学习的积极性、训练学生的临床思维能力和提高学生综合分析问题的能力方面达到了不错的效果[2]。启发式教学可以不断巩固理论知识,使理论与实践更好地结合[3]。改良 PBL 教学法也可与不同的教学方式相融合,以问题为引导,以解决问题为目的,以学生为主体进行教学,让学生在较短的时间内巩固理论,结合临床掌握专业知识,为培养医学生提供更好、更有效的方法,值得临床带教教师进一步探讨。

【参考文献】

[1] Preeti B,Ashish A,Shriram G. Problem based learning(PBL)-an effective approach to improve learning outcomes in medical teaching[J]. J Clin Diagn Res,2013,7(12):2896-2897.

[2] 张鸿,代华平. PBL 教学法在内科呼吸系统疾病教学查房中的实践与思考[J]. 中国病案,2011,11(3)53-54.

[3] 郑园园,彭云珠,宋云华,等. 呼吸内科临床实习教学方式的探索[J]. 继续医学教育,2011,25(10):30-31.

(伍桂雄)

八、案例类比教学模式在临床护理教学中的应用研究

急诊科是各大型综合医院重要科室之一,其主要接诊的是一些急性病症、危重症患者,为了加强急救技能与方法的掌握程度、提升临床诊断与护理的能

力,需确保各护理实习生在有限的实习期内,尽可能多地去理解、学习各项急救措施与护理方法。案例教学法是一种以问题为基础的教学方法,通过临床情境引导学生将理论知识应用于实践,在培养学生的自信心、合作精神、临床判断力等方面都具有明显的促进作用。而据相关专业研究学者报告指出,在护生实习期间,采取案例类比的教学方法,可大幅度提升护理实习生的出科考试成绩,扩展其临床护理知识内容,提升实践操作技能。因此,为了对此作出深层的研究与探索,选取 2017 年 12 月至 2018 年 8 月于我科实习的 100 名护理实习生档案资料,现报告如下。

（一）研究对象与方法

1.研究对象

选取 2017 年 12 月至 2018 年 8 月于我科实习的 100 名护理实习生档案资料,以数字均衡法为基准,分成实验组男生、女生分别为 2 名、48 名;年纪、中位年纪:18—25 岁、(22.75±1.31) 岁;学历:本科、大专、中专分别为 22 例、18 例、10 例;参照组男生、女生分别为 5 名、45 名;年纪、中位年纪:18—24 岁、(22.53±1.07) 岁;学历:本科、大专、中专分别为 25 例、19 例、6 例。比较 2 组临床个人资料,差异不明显($p>0.05$)[1]。

2.研究方法

(1)参照组。参照组给予传统教学方法:护理实习生入院后,选用多媒体、知识讲座等方式,为新入科护理实习生仔仔细细地介绍急诊科常见病症与药物、临床护理措施、近期新增业务与医疗技术等,并由经验丰富的护理人员进行临床带教学习,为期 4 周[2]。

(2)实验组。实验组给予案例类比方式:①急诊科护理知识讲解中的应用:护理知识的教授工作,在整个护理实习期间的教学中占有非常重要的地位,扎实的理论基础与操作技能,可帮助护理实习生在以后的工作中减少差错和纠纷事件;而案例类比教学,通过对急诊科临床病例的分析与对比,促使护理实习生通过表面探查问题本质,从而能够深切地理解基础理论知识,提高护理技能。护理教师需有针对性地提前选好 3 个病例,临床上均有相同症状如:胸痛者,通过类比、分析其各项检查结果、不同时期临床症状等,区别其疾病的类型,并总结出与其相符的护理方法。我科目前采用 PBL 教学,采用急性心肌梗死案例进行护理查房,让护生课前查找资料做好充分的准备,引导学生乐思好学、勤于探索;②急诊科护理技能培训中的应用:护理技能的培训与实践操作将会贯穿于护理实习生的整个实习期,护理带教教师可选择急诊科常见病例中的典型病例,如心肌梗死、肺栓塞、主动脉夹层,按顺序为其实施急诊科护理,做好各项生命体征的检测工作,心肌梗死者护理时需做好心源性休克、心律失常的预防,肺栓塞者需严防二次栓塞,主动脉夹层者需做好夹层外膜破裂的护理工作,通过对急诊科典型病例的类比与分析总结,帮助护理实习生熟练掌握急诊科不同疾病护理方式及并发症的预防护理措施[3],最后通过情景演练考查学生的掌握程度;③预见性思维、应变能力中的应用:大多急诊科患者病情均较为严重,病程进展快,且易引发各类并发症,护理人员的预见性思维、应变能力在其工作中占有非常重要的地位,所以,护生在实习期间,带教教师一定要做好相关知识与能力的教授工作,以心肌梗死、肺栓塞、主动脉夹层为例,带教教师可简单为护生介绍此3例各项临床表现,后通过指导护生相互讨论、查询资料与相应案例等方法,帮助护生对此3例的病情发展进行预测,并作出相应的应对[4];④健康教育中的应用:健康教育对提升患者临床护理工作配合度,以及疾病认知程度有非常重要的作用,在进行健康知识普及时,带教教师可通过对同一病症,存在不同年龄、性别、病程、受教育程度等要素的患者进行类比,并总结出与患者相对应的病症知识与护理方法,以患者能够接受、理解的方式进行健康知识教育。

3. 疗效标准

对比评估2组出科考试成绩与教学满意状况;评估标准:①出科考试成绩满分为100分,优秀:考分不低于85分;一般:考分介于75~84分;及格:考分介于60~74分;不及格:考分低于60分;②教学满意状况采取问卷调查方式,满分为100分,满意:得分不低于85分;一般:得分介于70~84分;不满:得分低于70分[5]。

4. 统计学分析

为了对数据进行更精确的计算,对各项计数、计量资料采用SPSS13.0软件进行分析。以$(\bar{x} \pm s)$代表计量资料,通过t进行检验;以(%)代表计数资料,通过χ^2进行检验。$p<0.05$为差异有统计学意义。

(二)结果

1.两组出科考试成绩对比

由表 3-10 可知:两组相较而言,实验组出科考试成绩及格比例更高($p<$ 0.05)[6]。

表 3-10　两组出科考试成绩对比

项　目	人数	优秀	一般	及格	不及格	及格比
实验组	58	18 (31.04%)	25 (43.10%)	12 (20.69%)	3 (5.17%)	55 (94.83%)
参照组	58	11 (18.97%)	17 (29.31%)	18 (31.03%)	12 (20.69%)	46 (79.31%)

2.两组教学满意状况对比

由表 3-11 可知:两组相较而言,实验组教学满意比例更高($p<0.05$)。

表 3-11　两组教学满意状况对比

项　目	人数	不满意	一般	满意	满意比
实验组	58	0(0.00%)	16(27.59%)	42(72.41%)	58(100.00%)
参照组	58	10(17.24%)	21(36.21%)	27(46.55%)	48(82.76%)

(三)讨论

案例类比教学是传统护理带教中的一种辅助教学模式,要求带教教师在实习带教期间,通过挑选典型病例进行对比,促使护理实习生主动探索、学习、总结各项病症的特征、护理方式等,加深其对临床护理工作的理解,提高应急能力,强化急救意识,从而更好地完成各项护理任务[7]。综上所述,在本研究中,两组相较而言,实验组出科考试成绩及格比例更高;实验组教学满意比例更高,这说明,在临床护理实习教学中,实施案例类比教学方式,能够显著提升护理实习人员出科考试成绩、对教学的满意状况以及临床实习兴趣,临床应用效果颇为明显,因此,可以大力推广与应用[8]。

【参考文献】

[1] 洪海兰,石荷玲,曹素莲.案例类比教学模式在临床护理教学中的应用研究[J].中华护理教育,2017(1401):54-57.

[2] 孙源博,李雅楠,刘永恒,等.以案例教学法为中心教学模式对临床医学专业学生进行教学教改探讨[J].中国医药科学,2017(705):37-39,70.

[3] 郭丽,刘遂斐,伍国萍,等.PBL教学法联合微信群教学在提升护士核心能力价值中的应用[J].齐鲁护理杂志,2018(20):120-121.

[4] 李霞,莫霖,张萍,等.不同教学法在护生临床护理操作技能培养中的应用效果的网状Meta分析[J].解放军护理杂志,2018(3503):7-11.

[5] 崔鑫浩,吴妙霞,张欣选,等.以案例为导向的标准化患者在呼吸内科教学查房中的应用研究[J].中国当代医药,2017(2403):149-151.

[6] 孙源博,李雅楠,刘永恒,等.以案例教学法为中心教学模式对临床医学专业学生进行教学教改探讨[J].中国医药科学,2017(705):37-39,70.

[7] 董波,彭飞飞,王立鹤,等.案例式教学法在泌尿外科临床见习中的应用[J].齐齐哈尔医学院学报,2016(3702):241-242.

[8] 乔北辰.案例结合情景模拟教学法应用于神经内科临床护理教学中的效果[J].中西医结合心血管病电子杂志,2018(625):157-158.

(李　清)

九、急诊科多元化护理教学模式研究进展

急诊科涉及的疾病范围广,且各区域的疾病重点不同,各区域护士工作特点及功能不同等原因,加大了急诊临床教学的难度,如何在短时间内通过多元化的模式进行有效的临床带教,从而提高护生的学习积极性,使课程更具动态性,产生更好的教学效果,帮助学生打好坚实的基础,是我们教学团队着力解决的问题。现将急诊科多元化护理教学模式应用研究进展综述如下。

(一)多元化教学模式在急诊临床教学中的实际应用

1.微课教学

目前,随着"互联网+"时代的到来,"手机进课堂,微课来帮忙"将是未来教学的一种常态,逐渐打破了传统的培训方法,网络微信平台已成为护士培训的一个重要途径[1]。而微课是以阐述某一重要知识点为目标,短小精练的小视频为表现形式,以学习或教学应用为目的的在线视频教学[2]。微课的制作采用带有摄像功能的工具录制视频,在视频制作上需要分析教学目标、教学内容及护

生学习特点,并对教学知识点进行梳理整合,保障教学课程内容质量,使护生更全面地掌握护理专业理论知识及技术操作规范的重点、难点、疑点[3],录制完成后可在已创建的微信或 QQ 群上观看。微课视频切合当前学生对电子产品的关注及喜爱等特点,能有效地吸引学生的注意力,激发学习兴趣,使其更易接受枯燥的理论知识,对护理重点知识理解得更加深刻和透彻,进而提高学习效率。

然而,一些研究指出,微格课程教学也存在一些不足,如教师在授课内容上可能会存在选题不当或知识点切分过细的问题[4],缺乏系统性和连贯性,不利于护生系统掌握,还会使学生依赖微课学习而不注重课堂听课。应将"微课"视频功能定位为适当穿插在课堂讲授中,借助声音、视频、动画等直观的教学内容,帮助学生对重点、难点进行理解与掌握[5],同时缓解学生感官疲劳,重新集中注意力听课。

2. PBL 联合 CBL 教学

PBL 教学法——基于问题的学习,是一种以学生为学习主体的方法,以培养学生的学习能力为教学目标,强调把学习内容置于问题的情境中,以问题为导向来调动学生的主观能动性。CEL 教学法——基于案例的学习(CBL)是指客观地描述研究内容的实际情况,真实地描述临床病例,提出相关问题,运用相关知识和理论进行分析和讨论,从中得出结论并进行经验总结。总结学生分析的问题和改进措施,以提高护生解决问题的能力[6]。

PBL 联合 CBL 教学法是现阶段教学当中比较先进的方式,将其应用到急诊教学当中对学生积极性的提升和教学的创新具有重要意义[7]。教学方法是根据实习大纲的相关要求,制订相应的教学计划,并使用多媒体手段如 PPT、教学视频等,将科室常见个案病例进行展示,如急诊的八大病种接诊流程等。在展示中,带教教师可将个案特点与实习大纲相结合,设计并提出问题,问题设计方面可将患者心理护理、不同疾病的观察重点、不同疾病的并发症、健康评估、管道护理重点、医患沟通、患者的抢救作为重点及难点[8]。护生根据其带教教师在日常工作中对急症患者的处理流程、护患沟通技巧、护理要点等方法找出新问题及其解决方案,并查阅相关资料进行组内讨论,由组长总结汇报已解决的问题亟待解决的问题,带教教师引导其运用所学知识对问题进行探讨,相互补充,使得护生在临床工作中发现问题并解决问题。PBL 联合 CBL 的教学方法改变了传统的讲课模式,对护生今后的临床实践产生了积极的推动作用[9]。

3. 思维导图的在护理教学的应用

思维导图,是一种表达思维路线的有效图形思维工具,由英国心理学家开发。思维导图教学法已广泛运用在各阶段教育中,并得到了一致好评。在护理教学中也取得了一定的效果[10]。带教教师向护生讲解思维导图的概念并传授思维导图设计的具体方法,将急诊个案病例所涉及的问题利用图文并茂的技术,以树形结构的形式,将各个层次主题之间的关系与相关的层次图联系起来[11],运用思维导图帮助护生理解急诊病例的发病原因,发病机制、临床表现、治疗措施、护理评估、护理诊断、护理措施、护理评价、院前及院内处理流程等知识点,抓住个案内容的重点与难点,将各个知识点之间的关系串联起来以加深记忆。通过对实际案例的分析,教学模式能做到让学生以患者为中心,以问题为导向,借助思维导图引导延伸,把相关知识放在一个区域中,再将相关的概念与命题连接到一起,不断挖掘问题,运用发散性思维以点带面拓展知识的广度[12]。

4. 个案场景式情景演练

情景模拟教学方法在临床护理教学中,能促进护生自主学习能力以及评判思维能力提高,案例是情景模拟教学的基础,高质量的案例是保证情景模拟教学有效性的关键因素之一[13]。目前,护理情景模拟案例多为固定情境、静态和单病种护理的典型案例。案例情节缺乏动态的发展和变化,与社会和人文的联系较少[14],故带教教师在案例的选取中,以护生在急诊科所学的个案为版本进行场景设计,引导护生采用团队合作的方式,按急诊科八大病种的处理流程进行模拟演练。由科室准备演练所需场地和用物,抽签决定护生所分配的角色(模拟 2 名护士、患者、家属、医生、协助者等),按操作流程编排不同的场景逐步展示(如院前与院内接诊、病人处置、护理、家属沟通、注意事项及健康指导等),未参与情景演练的护生观察并记录模拟情况,操作后带教教师进行引导性反馈,演练护生分享演练感受,观察者发表意见,提出疑问或建议,最后带教教师点评总结,并对本次演练的重难点进行指导纠正,补充、扩展相关知识。在场景式案例的内容与情景模拟相结合的形式中,实现了师生为共同的教学主体建构积极、开放、宽松的学习空间[15]。这种双向互动的教学交流,使护生在临床学习中富有主动性,也提高了自主学习能力。

（二）小结

多元化教学可根据不同内容采取不同的教学方法,针对性强,适合度高,灵活性好,从而改变传统教学的枯燥感或其他单一教学方法带来的审美疲劳[16]。传统教学多为教师演示—学生练习—教师指正的方法,学生基本上是被动地进行模拟,照葫芦画瓢,影响技能的灵活掌握,也不利于临床发散思维的培养,而多元化教学方法的优点在于对个案病例的问题找出与分析、微课视频回放、思维导图理清思路等,能让学生迅速接受疾病的相关知识点并记忆深刻,个案场景式情景演练的设计及参与激发了学生的兴趣,从一定程度上活跃了教学气氛,提升了护生的临床护理专业技术能力及综合素养等素质。多元化教学模式也给带教带来了前所未有的挑战,误堂的组织、视频的制作、思维导图理念的传授、个案病例设计、带教教师与护生们的互动等临床教学设计都对教师有了更高的要求。各种教学方法的应用使带教教师需要不断拓展专业知识加强其深度与广度、学习新方法和新进展、更新教学理念,课前做大量的准备工作,并在教学过程中引导护生们的学习方向,课后进行指导点评,方可胜任教学工作,真正做到以学生"学"为主,教师"教"为辅,打破传统教学强行灌输理论知识的模式,发挥学生的主观学习性。

【参考文献】

[1] 刘金金,凤美蓉,史萍萍,等.微课直播联合视频教学法在急诊护士核心能力培训中的应用[J].齐鲁护理杂志,2018,24(15):93-95.

[2] 余凡.微课在儿科护理学教学中的有效应用[J].中国高新区,2018(13):90.

[3] 黄静,林姮.微课教学在护生临床护理教学中的应用研究[J].护理实践与研究,2018,15(14):137-139.

[4] 王静,田智慧.微课在高职护理专业学生内科护理学教学中的应用[J].中华护理教育,2016,13(6):417-419.

[5] 李明芳."微课"视频在高职护生《护理心理学》课程教学中的应用探索[J].重庆医学,2018,47(20):2761-2762.

[6] 刘勇,赵军.在针灸临床课中运用PEL与CBL教学法的体会[J].齐齐哈尔医学院学报,2013,34(22):3371-3372.

[7] 李俊艳,杨丽萍,郑伟.PBL联合CBL教学法在高职护理专业生理学教学中的应用效果研究[J].教育现代化,2018,5(8):172-173.

[8] 邵碧莲,许思芹.重症监护病房低年资护士应急协调能力的培训[J].现代医药卫生,

2013,29(19):2991-2992.

[9] 熊娟. LBL 联合 PBL 教学法在 ICU 专科护士培训中的应用[J]. 深圳中西医结合杂志,
2017,29(9):171-172.

[10] 托尼·博赞. 思维导图:大脑使用说明书[M]. 北京:外语教学与研究出版社,2005.

[11] 宋俊岩,李琛,王永芳. 思维导图在培养护理本科生临床思维能力中的应用[J]. 当代护
士(中旬刊),2018,25(7):162-164.

[12] 张晶,梁泽平,商瑾. 思维导图结合启蒙式提问在护理教学中的应用[J]. 护士进修杂
志,2018,33(4):361-364.

[13] 梁涛,郭爱敏. 临床情境模拟教学应用指南及典型病例荟萃[M]. 北京:人民卫生出版
社,2013.

[14] 洪少华,王菲玲,李阳,等. 进展性护理教学案例的编写[J]. 中华护理教育,2015,12
(7):558-561.

[15] 张丹丹,何平平,王冬梅,等. 案例情境模拟联合 Seminar 教学法对成人教育护生核心胜
任能力的影响[J]. 护理研究,2016,30(1):328-330.

[16] 魏玉珊,解晓曦,陈淑娟. 多元化教学提升护理学专业学生职业能力的实践[J]. 新西
部:理论版,2016(2):25,15.

[17] 聂金桃,崔秀娟,夏晓华. 信息技术多元化的教学方法在高职《外科护理》教学中的应用
研究[J]. 齐齐哈尔医学院学报,2017,38(10):1215-1217.

(许培杰)

十、急诊思维引导教学法在急诊护理实习生教学中的应用效果

急诊科作为危、急、重症病人集中地,具有高风险性、跨多专业等特点,对护士的能力要求高[1]。刚进入医院的护理实习生,存在基础知识薄弱,基本操作不熟练,临床经验不足,缺乏独立的临床思维能力等问题,如何采用科学有效的带教方法,提高护生的临床思维能力,是临床带教的一个难题。降阶梯思维是急诊的临床思维,是指在急诊临床工作的症状鉴别诊断时,从严重疾病到一般疾病,从致命性急症到慢性疾病降阶梯的鉴别思维方式;目的是在常见临床表现的患者中筛选出高危个体,为其争取更多的时间进行救治[2]。在急诊科,护士同样需要具备降阶梯思维的能力。2017 年 7 月至 2017 年 12 月,我院急诊科对同期实习的 150 名护生分别运用急诊思维引导教学法和传统带教方法,对比两组的教学效果,发现急诊思维引导教学法更能提高护生独立的临床思维能力、技术操作、团队配合等综合能力。

（一）研究对象与方法

1. 研究对象

选取 2017 年 7 月至 2017 年 12 月在我院急诊科实习的护生 150 人,随机将奇数批次护生 75 例作为对照组,偶数批次护生 75 例作为观察组。观察组护生中男生 7 名,女生 68 名;护生年龄最小 19 岁,最大 24 岁,平均年龄(21.2±1.5)岁;在文化水平方面,40 名大专水平,35 名本科水平。对照组护生中男生 8 名,女生 67 名;护生年龄最小 18 岁,最大 24 岁,平均年龄(21.4±1.3)岁;在文化水平方面,38 名专科水平,37 名本科水平。两组护生在年龄、性别、学历等方面比较均无显著性差异($p>0.05$),具有可比性。

2. 带教方法

给予对照组护生以传统带教模式,总带教教师制订详细的教学计划与教学内容,对护理实习生就急诊相关理论知识进行课堂讲解,就常见的心肺复苏、除颤、洗胃等急诊专科护理操作技术进行示范,护生课下进行操作练习。给予观察组护生急诊思维引导教学法进行带教,具体教学方案如下:①入科教育;②带教教师培训;③护理查房;④PBL 教学;⑤急救模拟案例演练。

3. 带教评价方法

通过问卷调查的形式调查两组护理实习生对急诊护理带教的效果评价。实习结束时,通过对两组护理实习生的理论知识及情景演练进行考试,对两组成绩分别进行比较,并通过调查问卷的形式调查两组护理实习生对带教是否满意。

4. 统计学方法

通过对研究所获得的数据进行统计学分析,统计学软件选用 SPSS 17.0,分别利用均数±标准差和率等计量单位对如下所得数据,如计量资料或计数资料等进行表示,采用 t 检验对计量资料进行检验,同时利用 χ^2 检验方法对计数资料进行统计学检验,以 $p<0.05$ 表示差异具有显著性。

（二）结果

1. 两组护生对带教效果的调查结果比较

观察组对带教效果评价方面均显著高于对照组($p<0.05$),见表 3-12。

表 3-12　两组护理实习生对带教效果的调查结果比较

组　别	人数	思维能力提高	知识理解提高	学习兴趣提高	沟通能力提高	操作能力提高
观察组	75	70	73	73	72	73
对照组	75	60	58	62	55	57

注:与对照组比较,$p<0.05$。

2. 两组护生急诊护理理论成绩、情景演练成绩比较

观察组的理论成绩、情景演练成绩均显著高于对照组($p<0.05$),见表 3-13。

表 3-13　两组护理实习生急诊护理理论成绩、情景演练成绩及护生满意度的比较

组　别	人数	理论成绩	情景演练成绩	护生满意度
观察组	75	96.35±4.22	93.43±3.35	97.34%
对照组	75	80.56±6.78	85.71±7.16	87.65%

注:与对照组比较,$p<0.05$。

(三)讨论

急诊科是医院的窗口,救死扶伤的前哨,是医院里急危重症患者最集中、病种最多、抢救任务最重的科室[3]。在急诊科,对于护理实习生的培养,最有效的途径即为理论学习与实践相结合,急救模拟案例的综合演练正是将护生所学的相关理论知识应用到实践中的有效途径之一。传统护理带教采用的是灌输式教学方式,带教教师一味地讲,学生一味地听,师生之间缺乏沟通与交流,进而使带教过程无趣,降低了护理实习生学习的积极性[4]。因此,使用急诊思维引导教学法,教学以案例分析的模式,引导急诊思维。首先,提高带教教师的能力,带教教师应加强自身理论学习,多与护生沟通,在带教过程中不断地引导护生使用急诊思维,提高带教的能力;其次,创新带教的方式,结合护理查房、PBL教学、急救模拟案例演练等多种教学方法,训练护生的思维能力、分析和解决问题的能力、沟通能力、团队合作的能力。总之,在急诊护生实习带教中,应用急诊思维引导教学法,能够提高护生的独立思维能力,提高护生学习的积极性、主动性,提高护生的综合水平,值得在急诊科推广。

【参考文献】

[1] 孙秀丽,李佳勋,闻会英,等.品管圈在质量文化构建中的应用[J].中国卫生质量管理,2015,22(1):4-6.

[2] 丁邦晗,谭展鹏,邓秋迎,等.急诊思维引导教学法在中医急诊教学的实践与成效[J].中医教育 ECM,2016,35(6):60-63.

[3] 黄沂,宁余音.PBL 教学法在本科护生急诊临床护理教学中的应用[J].广西中医药大学学报,2016,19(1):139-141.

[4] 梁世耀,林碧,林碎钗.急救模拟案例的综合演练在急诊实习护生带教中的应用效果[J].中国高等医学教育,2015(8):89,100.

(季东莲)

十一、目标教学在消毒供应中心护生实习中的应用研究

目标教学是以美国教育学家布卢姆创立的教学论为理论基础的一种教学模式。实施过程中,以教学目标为导向,以教学评价为动力,以达标教学为核心,以班级或小组为基本形式,以强化矫正为手段,在具体的目标控制下进行活动,使绝大多数学生达成教学目标,掌握教学内容。目标教学有明确的目标意识,要求学生为达目标而学,教师为达目标而教,一切教学活动均围绕达到教学目标这一主轴进行[1]。这种教学模式已在各层次各领域得到广泛应用,尤可用于技能性较强专业的教学[2]。而消毒供应中心的工作性质、特点、任务与临床护理工作存在较大差异,专业性较强,为了使护生尽快进入消毒供应中心的实习角色和提高实习带教质量,我科近 2 年将目标教学引入消毒供应中心护生的带教中。重点在护生入科教育、理论学习操作实践和评教评学这三个重要环节,强化了护生熟悉消毒供应中心整个工作流程以及在医院院感中的重要作用的教育,强化了护生在消毒供应中心通过操作实践掌握专业技术的重要性,取得了满意的带教效果。现将带教方法介绍如下。

(一)一般资料

2016 年 5 月至 2018 年 5 月 615 名护理实习生,来源于区内各护理院校,其中男生 23 名,女生 592 名,年龄在 18—21 岁,平均年龄为 20 岁,本科学历 12 名,大专学历 593 名,中专学历 10 名,由护理部分配每组护生名额数,一般 3~4 人为一组,每组护生在本科实习 2 周。消毒供应中心护士 12 人,其中副主任护师 2 人,主管护师 6 人,护师 1 人,护士 5 人,本科学历 6 人,大专学历 4 人,中专

学历 2 人。

（二）方法

1. 带教方法

（1）建立消毒供应中心带教管理组织。护士长—教学组长—带教教师—全体护士，按照护理部统一部署，由护士长和教学组长制订本科带教计划和制作本专业基础理论知识的授课课件，再组织全体护士讨论、修改和完善，以保证教学同质化。列出教学安排表，由有带教资格的护士轮流负责一个月的入科宣教和基础理论知识授课。

（2）严格带教师资选拔。优秀的带教教师是带教成功的关键，具有丰富知识内涵和人格魅力的带教教师可以有效感召和激励护生[3]。我们要求带教教师必须具有 2 年以上护师职称，同时具备消毒供应中心 2 年以上工作经历，热爱消毒供应专业，责任心强，语言表达能力强，综合素质过硬。熟悉医院消毒供应中心卫生行业 3 项标准，熟练掌握消毒供应中心基础理论知识、工作流程以及各类器械器具的不同处理方法、无菌观念强，严格执行《医院消毒供应中心管理规范》，能自觉学习国内外有关消毒供应的新理论、新技术。

（3）入科宣教。学生入科第一天，由当月负责带教的老师组织护生按照护理部宣教大纲再结合本专科特点进行入科宣教。介绍科室环境，介绍去污区、检查包装灭菌区、缓冲区等区域严格划分的意义，严格污洁分流的意义。根据课件讲解消毒供应中心工作性质和功能，供应室的医院感染控制、工作流程和本专业的基础理论知识，重点介绍 2 周实习期需要掌握的具体理论知识和操作技能，强调注意事项。介绍科室护士长、教学组长及其他带教教师。要求护生完成消毒供应中心制订的实习计划、学习任务，尊敬带教教师，严格遵守医院规章制度，严守劳动纪律，严格请假制度及手机管理制度等。入科宣教结束后护生和老师共同在入科宣教记录表上签名，随后安排护生进入各个工作区域，跟随带教教师按照班次职责工作。

（4）制订目标。由护士长和教学组长根据护生的学历层次共同制订本科室的教学目标，总体目标包括知识目标、技能目标和素质目标。再组织各带教教师讨论、完善，围绕目标制订各工种区域的具体教学目标。知识目标指理论知识，主要有高压蒸汽灭菌、环氧乙烷灭菌和过氧化氢等离子灭菌的原理、选择灭菌方法的原则、灭菌效果的监测和判读方法、包装材料的选择、信息化追溯系统知识和意义、消毒与灭菌的概念、清洗和污染的概念、职业暴露和标准预防等。技能目标指培养护生动手操作能力,包括污染器械的回收、分类、机械清洗和手工清洗;器械的检查、保养、配装、核对和包装方法;待灭菌物品的装载原则和方法,测试包的放置标准和结果判读方法;无菌物品的发放等。素质目标指护生对目标的态度,包括学习态度、工作态度、服务态度、对老师和同学的态度,强调慎独精神。

（5）实施目标。①知识目标实施:入科当天,由当月负责带教的老师按照课件进行理论培训,由于知识点较多,学生要在短时间内熟练掌握知识比较困难,带教教师在后期主要采用提问形式实施教学,对学生的回答给予肯定和补充;或抛出问题让学生先思考、查找资料再回答,老师最后补充、答疑解惑。②技能目标实施:是学生实习最重要的目标。各工作区域带教教师必须告知学生该区实习的技能目标和必须掌握的操作技能,让学生带着目标去学习可收到不错的效果。分区域有侧重地学习:清洗组着重学习器械的回收、分类、预处理,清洗步骤、消毒方法、干燥方法等,强调职业暴露的危害,强化职业防护意识;检查包装灭菌区重点学习临床各类诊疗包及手术器械敷料包等的物品配备及包装方法,掌握器械清洗质量检查法和保养法,熟悉消毒灭菌原理、物品摆放的要求,强调核查的重要性;无菌物品储存发放区侧重学习物品灭菌后效果监测方法、识别方法、储存要求及发放法,进一步加强无菌观念,严格规范无菌技术操作。护生每接触一项新的技术操作,带教教师要讲授操作的目的、注意事项、演示正规操作程序,让护生脑海中有一个完整的正规操作印象并练习至熟练。通过讲解—示范—实践—评价的流程,达到技能目标带教的目的如:各种设备的使用,各种无菌包的包装技巧以及包内外化学指示胶带、化学指示卡的意义;老师对诊疗器械、器具和物品等进行检查、包装的过程中分析讲解,让护生通过观察器械结构特点来认识器械器具。将国内外有关消毒、灭菌、包装材料等新知识、新进展融入教学中,激发护生的求知欲望。③素质目标:让护生知晓目标内容并有意识地努力,达到尊师重教、对工作产生一定敬畏的目的。护士长和教学组长负责教学督导工作,随时矫正各种不良现象。

2. 评价方法

（1）评价内容。由理论考试、技能操作考试和护生评价带教教师3部分组成。理论试题由科室教学组长按照护理部教学计划出题,并由护士长审核,成立科室护理实习生试题库:按学历出试题本科生 5 份,大专生 3 份,中专生 1 份,并附有试题编号,每个护生拿到的试题编号有可能不一样。考试内容有侧重点、难易之分,包括供应专业基础理论知识和操作技能,题型有填空题、选择题、问答题。技能操作考试主要有七步洗手法、手术器械包装法、手术敷料包装法、无菌物品发放法。由教学组长负责实施,考试结束后,教学组长对考试内容进行讲解、点评和总结。召开护生座谈会听取护生提出的意见和建议,对各带教教师进行客观评价,内容包括老师的带教表现、意识、专科知识水平、操作水平、讲解水平、带教计划落实情况、教学方法方式等,鼓励护生大胆发言,做好记录并在当月科室例会传达。

(2)评价标准。考核成绩高于或等于 90 分为优,75~89 分为良,60~74 分为合格,低于 60 分为差。

(三)结果

护理实习生的理论和操作考核成绩均达到 90 分以上,护生对带教平均满意率达到 98%。针对护生提出的意见和建议,经过科室例会反馈和讨论,被采纳的建议在实际运行中取得了良好的效果。年终教学总结 2 人被评为医院优秀带教教师,带教工作受到院护理部和实习学生的一致好评,收到很好的专科带教效果。

(四)讨论

1. 教学方法是提高教学效果的关键

教学方法是师生为完成一定教学任务所采取的活动方式,也是提高教学效果的关键。有研究指出,目标教学可避免学生实习的盲目性和随意性,提高教学质量。目标教学具有准确性、行为性、可测性 3 个特点,通过带教教师和学生密切配合进行的一系列教学活动,共同完成教学目标。可以充分调动学生的学习积极性和主动性,激发学习兴趣和求知欲,使她们能自觉主动地按照目标去学习,保证教学质量[4]。

2. 目标教学改变了盲目带教的现象

目前大多数护理院校的实习大纲中对供应专业没有具体的实习目的和要求,传统的供应室带教亦缺乏明确的目标要求,各带教教师均凭自身经验带教,导致带教存在盲目性和随意性。而目标教学给带教教师和学生指明了教学内容和考核标准,既增强了带教教师的教学意识,又提高了学生主动学习的积极性。

3. 目标教学提高了带教教师的自身素质

教与学是柜互促进相互制约的,老师的一言一行直接影响学生的学习效果,学生对知识的掌握程度、技能操作正确规范与否,基本取决于带教教师。而带教教师为了达到教学目标,必须不断学习新知识、新理论、新技能和掌握本专业最前沿知识,才能提高自己的综合素质,以适应教学工作的新要求。

【参考文献】

[1] 杨静儿.布鲁姆目标教学法在门诊输液室护生带教中的应用效果研究[J].中国高等医学教育,2016,11:123-124.

[2] 张敏,袁霖,袁先友.有机化学"目标教学—引入问题—启发讨论—归纳总结"四步课堂教学模式探索[J].化工高等教育,2011(6):78-81.

[3] 王虹.在临床护理教学中渗透人文素质教育[J].国际护理学杂志,2008,27(6):594.

[4] 王爱军.目标带教法在普外科护理实习生带教中的应用[J].医学教育,2015,19(8):1106-1107.

(黄彩艳)

十二、情景模拟教学法结合看图对话™工具在护生教育中的应用

护生在毕业之前进行临床实习为学校课堂的延续,为护生将理论与实践相结合,同时培养其综合能力素质的重要时期,为护生转变为护士的关键阶段[1]。2010 年中国慢性病及其危险因素监测报告显示,我国 18 岁及以上成人的糖尿病患病率达 11.6%,2013 年 10.7%,由此推测我国成年糖尿病患者人数为 1.14亿,已成为世界上糖尿病患者人数最多的国家[2]。糖尿病患者遍及全院各个临床科室,培训和提高临床护理实习生糖尿病专科知识水平,有利于健康教育更好地开展和患者血糖更好地管理[3]。情景教学法是通过角色扮演以及对话练习等方式,与教学活动相互融合,从而将学生的学习兴趣予以充分调动的一种仿真模拟演习的教学方法[4]。本研究将情景模拟教学法结合糖尿病看图对话™工具运用于护理实习生糖尿病专科知识培训中,因其使学生身临其境,图文并茂,生动直观等优点取得了较好效果。

（一）对象与方法

1. 研究对象

选择 2017 年 5 至 2018 年 2 月在本科实习的护生 54 名，女生 51 名，男生 3 名，年龄 20—22 岁，平均（21.7±1.01）岁；文化程度：大专。每批次人数 4 ~ 5 名，共 12 批。按入科报道顺序进行随机分组，第 2、4、6、8、10、12 批次为实验组，第 1、3、5、7、9、11 批次为对照组，每组各 24 人，实习周期均为 4 周。2 组学生成绩、一般资料比较差异无统计学意义（$p < 0.05$），具有可比性。

2. 方法

临床带教教师必须取得护士资格，具备 2 年以上专科临床护理工作经验，热爱护理工作，还要有丰富的专业知识，娴熟的护理操作技术；带教组长则需要本科以上学历，护师以上职称，具备 5 年以上临床工作经历，取得省级及以上糖尿病专科护士资格证书和糖尿病看图对话™ 工具辅导员资质。

（1）实验组。

①教具内容。采用某公司提供的糖尿病看图对话™ 工具，其由 4 幅长 1.52 米、宽 0.91 米的彩色图、对话卡片和 1 本辅导员指南组成。4 幅图分别对应 4 个部分：a. 什么是糖尿病；b. 与糖尿病同行；c. 健康饮食和运动；d. 与胰岛素同在。每张图有一系列图像和形象的标志，诠释糖尿病的概念、病理及治疗；对话卡片包括糖尿病相关的话题及误区，为看图对话过程带来更多信息；《辅导员指南》供辅导员使用，引导护理实习生围绕护理问题开展开放性、有意义的讨论。

②教学方法。组织案例讨论的辅导员为教学组长，情景模拟每批次实习生 1 次，模拟前根据彩图对应内容收集糖尿病患者典型案例。

情景模拟教学法的实施步骤：a. 准备阶段：对学生进行分组，4 ~ 6 人一组，组内成员可以胜任模拟教学中的任一角色；护生熟悉基本的情景；明确模拟角色的任务；学生根据角色需要充分发挥想象力，查阅相关资料。b. 计划阶段：明确模拟情景中所扮演的角色和需要完成的目标；明确解决的问题；明确和其他角色扮演的相互关系和影响；组内自由分配角色；带教教师布置场景。c. 实施阶段：带教教师对护生进行糖尿病疾病相关简单知识考查，了解学生对理论知识的掌握情况；按照教学目标要求执行角色扮演任务。d. 评估阶段：带教教师汇报模拟过程；护生与带教教师一起讨论在模拟过程中存在的问题；共同分析原因和改进建议。e. 反馈阶段：自我反思在参与和观察中增长的知识、技能；所有组员用简短的文字将情景模拟总结形成反馈,交给带教教师。

(2)对照组。对照组实施传统教学:每组实习生由护师以上职称老师进行理论授课和专科典型病例的护理查房各一次,内容包括糖尿病基础知识、胰岛素相关知识、糖尿病饮食运动疗法、自我检测,带教教师结合临床点评指导。

3.效果评价

主观评价:实习结束后,利用问卷星 APP 发放满意度调查表,由实习同学匿名填写。客观评价:考试评价,包括糖尿病相关理论知识考试和操作考试。

4.统计学方法

应用 SPSS19.0 软件分析数据。计量资料先进行正态性检验,符合正态分布的计量资料以 $(x\pm s)$ 表示,资料采用 t 检验;计数资料采用 FISHER 精确检验,以 $p<0.05$ 为差异有统计学意义。

(二)结果

1.两组出科糖尿病知识和操作考试成绩比较

两组出科糖尿病知识和操作考试成绩比较见表 3-14。

表 3-14 两组出科糖尿病知识和操作考试成绩比较(分, $x\pm s$)

项 目	人数	实验组	对照组	t	p
操作成绩	27	94.54±1.62	95.23±1.91	2.032	0.865
理论得分	27	91.57±4.26	83.57±5.74	1.215	0.04

2.两组满意度调查比较

两组满意度调查比较见表 3-15。

表 3-15 两组满意度调查比较

项 目	实验组	对照组	p
对我科的带教方式			0.003
满意	27(100%)	18(66.67%)	
一般	0(0%)	9(33.3%)	
不满意	0(0%)	0(0%)	
对我科的综合学习效果			0.022
满意	24(88.89%)	19(70.37%)	

续表

项　目	实验组	对照组	p
一般	3(11.11%)	8(29.63%)	
不满意	0(0%)	0(0%)	
师生之间的沟通			0.022
满意	24(88.89%)	19(70.37%)	
一般	3(11.11%)	8(29.63%)	
不满意	0(0%)	0(0%)	
对我科带教教师			0.005
满意	27(100%)	20(74.07%)	
一般	0(0%)	7(25.93%)	
不满意	0(0%)	0(0%)	

3.两组学习兴趣与自主学习能力比较

两组学习兴趣与自主学习能力比较见表3-16。

表3-16　两组学习兴趣与自主学习能力比较

项　目	实验组	对照组	p
学习兴趣			0.003
显著提高	17(62.96%)	7(25.93%)	
提高	10(37.04%)	17(62.96%)	
无提高	0(0%)	3(11.11%)	
自主学习能力			0.020
显著提高	14(51.85%)	5(18.52%)	
提高	13(48.15%)	21(77.78%)	
无提高	0(0%)	0(0%)	
学习主动性			0.034
显著提高	16(59.26%)	9(33.33%)	
提高	11(40.74%)	18(66.67%)	
无提高	0(0%)	0(0%)	

（三）讨论

（1）学者王艳等认为情景教学法通过设立与真实情景相接近的一种临床情境,模拟或虚拟事件发生以及发展的环境与过程,使学习者能够更好地参与其中,从而获取更多知识[5]。传统带教仍采用老师讲解、灌输知识的教学方法,理论讲解很难与临床案例结合在一起,授课内容不够生动,很难调动护理实习生的积极性。情景模拟教学法结合看图对话™工具的使用[6],通过角色扮演开展临床教学,能充分调动学生的积极性、主动性、全面参与性,营造轻松的学习氛围;工具中的目标卡片和知识卡片能促使学生树立明确的学习目标,通过情景模拟,能启发学生思维,尽快掌握相关内容,更好地完善实习教学,让护理实习生在学习的过程中学以致用,将学习到的知识实施和运用到临床上[7],缩短了学习过程中的反馈时间,提高了带教质量。

（2）情景模拟教学法结合看图对话™工具提高护生满意度[8]及其自主学习能力[9]。情景模拟教学在很大程度上弥补了客观条件不足,为护生提供近似真实的训练环境,使护生在宽松和谐的环境中掌握知识;身临其境的教学环境拓宽了教学渠道,相对于传统的教学模式,它对于提高护生的学习兴趣,增进护生的沟通交流合作能力都有很大的帮助,增强教学的互动性,锻炼护生的语言能力,构建起理论与实际结合的桥梁,促进教学相长。

（3）运用情景模拟教学法结合看图对话™工具在带教中存在的不足:看图对话™工具只针对糖尿病,对内分泌系统其他疾病无法开展教育,且知识点较单一,只有4张教育图片,尚不全面,对于带教内容有一定限制;对于带教教师要求较高,要求带教教师有较强的沟通能力,对局面的控制力和较高的知识水平。本研究对象层次均为大专水平,缺乏对本科护生相关研究数据,此种教学方法有待在临床带教中进一步开展和验证。

【参考文献】

[1] 赵宏南. 科床护理带教现状分析与研究[J]. 中国卫生产业,2018(8):125-126.

[2] 宁光. 中国糖尿病防治的现状及展望[J]. 中国科学,2018,48(8):810-811.

[3] 王丹,赵锡丽. CBL结合糖尿病看图对话™工具在护生教学中的应用研究[J]. 当代护士,2017(2):180-181.

[4] 惠驿晴. 在护理教育中应用情景教学的效果与思考[J]. 教育管理,2018(10):133-134.

[5] 王艳,尚少梅. 情景模拟教学法在护理教育中的研究和实践进展[J]. 中华护理教育,

2013,10(7):304-307.

[6] 李领侠,周西,王妮,等. 糖尿病看图对话™工具在护生教学中的应用[J]. 护理研究, 2011(9):837-839.

[7] 王晓静. 糖尿病看图对话工具应用于实习护生糖尿病专科知识培训效果评价[J]. 继续 医学教育,2015,6(29):6.

[8] 罕若林,李瑜涛,马佳倩. 运用糖尿病看图对话工具进行实习护生专科能力培训的体会 [J]. 医学教育,2016,16(56):197.

[9] 葛艳红,赵洪俊,何文英. 看图对话工具在低年资护士糖尿病教育培训中的应用[J]. 医 药科学,2015(1):167.

（雷庆玲）

十三、团队配合情景模拟教学法在急诊临床教学工作中的应用效果

选择合适的教学方法在某种意义上决定了教学效果,在实践教学方面,我 们迫切需要一种能够把理论同实际结合起来,同时又可以提高学生的学习兴 趣,并能激发学生的临床实践热情的学习方法。模拟临床教学法始于20世纪 70年代,在发达国家已得到广泛推广应用,其要求学生在掌握教材知识的基础 上,通过课堂上模拟临床处理疾病的过程,培养学生综合运用基础知识分析解 决临床问题的能力。情景模拟教学在临床教学中是不可缺少的环节,本研究随 机选择88名我院护理学专业本科学生进行团队配合情景模拟教学法教学,探 讨情景模拟教学法的教学效果。

（一）资料和方法

1. 临床资料

选取2018年3月至7月我院护理学专业本科学生88人,随机分为实验组 44人,对照组44人,所有学生年龄在21—23岁,平均年龄22.2岁,其中男生20 人,女生68人。教师12人,中级以上职称,年龄33—37岁,平均年龄34.2岁, 本科9人,硕士3人。

2. 教学方法

（1）对照组采用传统教学方法,以脑出血、急性左心衰、心跳呼吸骤停病人 的抢救实践教学为例,即教师采用灌输式教学,由教师准备好几个病例,全程讲 解该疾病的病因、症状、体征、诊断、治疗、护理等,结合多媒体课件、挂图等进行 临床急救技能的讲授。

（2）实验组采用面对模拟病人开展情景模拟教学方法，同样是以脑出血、急性左心衰、心跳呼吸骤停病人的抢救为例的实践教学，以 4 ~ 6 人为一小组团队，均由学生自己主持和记录，具体实施如下：首先老师提纲挈领讲授教学内容；学生可以自主在我院图书馆进行相关文献的检索和预习，自行查找和获取文献。学习知识点的来源从两个方面进行，一是课本和老师的讲解，二是学生的主观能动性学习，网上检索和学习占了很大比例。根据教学目标和内容，甄选病例，小组团队的学生轮流扮演病人、医生、护士、家属各种角色，群体配合完成训练；模拟临床医生，收集主诉、现病史和既往史等；参照临床实际工作，根据模拟病人的病情引导学生讨论需要应用的急救知识、流程、仪器等；引导学生针对具体病情做出应对护理措施。最后，带教教师给出循证答案，对一些前沿研究进展予以介绍，引导学生进行系统归纳总结。

（3）两组学生分别由相同教师带教，实习完毕进行教学内容的书面理论考核和临床技能考核。

3. 教学效果观察指标

实习结束后，对两组学生分别通过书面理论考核和临床技能操作考核，带教教师对学生的沟通能力、与医疗活动中其他成员的合作意识、语言表达及临床科研思维能力等进行综合评价，比较两组考试结果。

4. 统计学方法

应用 SPSS17.0 统计软件包进行统计分析，组间对比采用两独立样本 t 检验，以 $p < 0.05$ 为差异有统计学意义。

（二）结果

1. 对比两组学生总成绩和学生的满意度

两组学生总成绩和学生的满意度对比见表 3-17。

表 3-17　两组学生总成绩和学生的满意度

项　目	人数	操作考核分数	理论考核分数	学生的满意度/%
实验组	44	95.3±2.53	95.7±2.38	98.5
对照组	44	87.4±3.73	87.1±3.84	87.5
t		11.27	12.67	16.9
p		<0.05	<0.05	<0.05

2. 考试结果显示

分析两组学生考试总成绩,实验组学生的综合成绩均明显高于对照组,差异显著($p<0.05$)。进一步分析还发现,实验组学生的基础知识面相对较宽、基本技能掌握相对较好,尤其是护理措施考虑比较全面,急救处理计划的制订比较完整。

(三)讨论

(1)团队配合抢救情景模拟教学可以调动学生学习的积极性、主动性。应用情景模拟教学法,学生以小组为单位,一方面需要每位学生在课前做好预习,另一方面教师要认真考虑如何启发学生主动学习难以理解的概念和问题。而临床思维是对疾病现象进行调查研究分析综合判断推理等过程中的一系列思维活动,由此认识疾病、判断鉴别,做出决策;是将疾病一般规律应用到判断特定个体所患疾病的思维过程。其要素有两方面:临床实践和科学思维。在护理本科生实践教学中注重学生的临床思维能力培养显得至关重要[1]。情景模拟教学法是按照临床诊疗工作的思维路线,重新整合传统教材内容,通过课堂模拟教学和专题讨论的方式,调动学生综合应用基础知识分析解决临床问题的积极性,从而达到培养学生临床思维能力目标的教学方法,属于医学模拟教学的范畴[2,3]。本研究显示:在急诊急救基础理论和临床技能的掌握程度上,实验组学生较对照组学生有明显提高,反映了情景模拟教学模式对推进学生素质教育意义重大。学生普遍反映,通过情景模拟教学法,学习热情自然而然地被调动起来。

(2)随着医疗大环境的改变,医学生的实践机会明显减少,因此临床带教教师有义务更有责任在急诊急救的实践教学中加强护理专业思想教育。经过情景模拟临床教学方法,不仅可让学生提前接触实际场景,也将工作中可能存在的问题摆在学生面前,如怎样同患者进行沟通,争取患者和家属的配合,怎样进行人文关怀等,不仅让学生用脑子去思考如何护理,还引导他们用心感受,懂得怎样帮助和安慰患者。情景模拟临床的教学结果提示,该方法可提高学生学习兴趣,培养临床病例分析能力、实践操作能力、创新学习能力,对推动护理学生的素质教育具有重要意义。

(3)情景模拟临床教学改变了传统教学方法中以老师为主体的教学形式,以开放式讨论为形式,老师参与和引导,医学生是主体,以学生自主学习为关键。而带教教师作为客体,精心准备问题,发挥导师作用,扩大了教师的知识面,加强了师生间的交流,使临床带教教师也可以从学生的情景模拟临床教学中得到某些启示,真正做到教学相长。

总之在急诊临床实践中应用团队配合抢救情景模拟教学法,可以调动学生的积极性和主动性,又可以提高学生的学习兴趣,激发学生临床实践学习的热情,提高学生临床操作能力及团队配合能力,提高教学质量。

【参考文献】

[1] 陶玲,金瑞华,王金玄.标准化病人情景模拟教学对护理本科生临床思维能力影响的研究[J],护理研究.2018(9):1442-1446.

[2] 顾卓伟,季芳,狄文."以真实病例为模本的床边PBL"在临床医学教学中的探索与应用[J].西北医学教育,2012,1(20):207-209.

[3] 张瑞华,薛丽,王继华.临床实习教学存在的问题及应对措施[J].青岛医药卫生,2010,42(2):151-154.

(黄丽贞)

十四、应用以问题为基础教学法在临床教学中的体会

目前临床实习带教还较多地沿用以传统的"填鸭式"为主的教学方法,学生被动接受,缺乏分析问题和解决问题的能力。问题为基础教学考核(PBL)拟通过以实体病案为中心,在考试过程中与临床实际工作紧密结合,解决临床实践中面临的问题,从而破除以往考核培训脱离临床实践的弊端,培养学生独立认识问题、分析问题和解决问题的临床工作能力,从而提高教学质量。

(一)研究与方法

1.研究对象

随机抽取对象为2017年10月至2018年3月已在我院临床实践4个月以上的护理专业实习生56人,其中中专生22人,大专生34人,年龄为17—21岁,平均19岁,实习时间同为2周,均进行入科培训。

2.方法

(1)教学准备。根据以问题为基础教学法确定考核内容,由总带教教师和一名带教教师组成考核小组,在常规护理方法的基础上,分七个方面进行实境考核:病情评估、应变能力、人文关怀、沟通能力、操作规范、临床思维能力考核、疾病相关知识提问。

（2）考核方法。考官在病区随机选择被考学生,并与其沟通了解其所管的患者等情况,采用跟班形式,观察被考学生落实护理工作情况,选择与诊断相关的横截面作为考核主要内容,提问护理操作注意事项和常见并发症的预防处理,依据实际考核情况评分并做好记录。考核结束后带教双方现场共同评价教学效果,学生先反思考核过程存在的问题,然后考官老师进行引导补充,提出解决方法和注意事项。

3. 评价方法

分四个等级进行评价:优秀(90分以上)、良好(80~89分)、合格(60~79分)、不及格(59分及以下)。

(二)结果

1. 数据展示

考核成绩显示达到90分以上0人,80~89分15人,60~79分36人,59分以下5人,"优秀""良好""合格""不合格"的比例分别为0%,26.8%,64.3%,8.9%,其中良好15人为大专学历,不合格5人为中专学历。

2. 学生对以问题为基础教学法的认知状况

在参与研究的56名学生中对以问题为基础教学法认可的21人,占37.5%,其中感兴趣的仅为11人,安于"填鸭式"教育的10人,从未接触的35人,占62.5%。

3. 教师对学生以问题为基础教学法平均得分情况评价

教师对学生以问题为基础教学法平均得分情况评价见表3-18。

表3-18　教师对学生以问题为基础教学法平均得分情况评价

项　目	总　分	得　分
病情评估	10	8±0.97
应急能力	10	6±1.12
人文关怀	10	7±1.2
沟通能力	10	8±1.16
操作规范	10	7±1.3
临床思维能力	20	13±1.5
疾病相关知识知晓率	30	16±2
分　值	100	65

（三）讨论

1. 提高实习生主动学习兴趣

临床情况瞬息万变，传统的临床教学只注重操作的熟练，而忽视了以人为本的医学理念和"人"的整体性，而以问题为基础教学法改变了理论培训与临床工作脱节问题，考核过程生动、轻松，由被动转为主动参与，充分调动了实习生的主动学习积极性，激发他们的求知欲，有利于实习生尽快适应学生到护士角色的转换，真正做到无缝衔接。

2. 有利于临床思维能力提高

实习生进入临床时间不长，缺乏临床经验，对核心制度、护理程序、操作规程等不熟悉，况且单一操作考试，不能全面反映实习生的临床思维能力，以问题为基础教学法由老师的"主导"变为"引导"，体现以学生为中心，以问题为主导，引导学生提出问题，解决临床实际面临的护理问题，老师和学生在考核过程中发现存在问题，通过考核结束后的评价和自评，学生可以正确认识自己在护理过程中的薄弱环节，激发学生的学习主动性，根据病案主动搜集素材。老师的引导补充培养了实习生的临床思维能力，使其能规范执行护理操作流程，落实核心制度和实施个性化护理。国外相关研究指出，护士对并发症的主动观察、风险防范，对并发症的管理十分重要。在考核中提出相关护理问题，可以引导他们养成主动查阅相关文献、学习相关理论知识的习惯，提升学习效果，使实习生分析、解决问题的综合能力不断提高，在面对患者时，工作变得自信，能按照整体护理有条不紊地进行护理工作。

临床实习是整个医学教学的重要阶段，学生将所学到的理论知识运用于护理实践，从而进一步加强基础理论、基本知识和基本技能的锻炼，熟悉各项护理操作规程，熟悉掌握各种常见病的医疗护理操作技能，培养和提高分析问题、解决问题和独立工作的能力，巩固专业思想。以问题为基础教学法与传统的"填鸭式"教学方法相比较，具有独特优势，实习生了解自身在护理实践过程中的薄弱环节，解决临床问题的综合能力得到提高，真正做到"以考代教"。

（蒙廖霞）

十五、消化内科临床护理带教探讨

临床实习是护理教学过程中对学生进行综合能力训练的重要环节，是将理论与实际相结合的重要方式,临床带教质量的好坏关系到护理人才的培养。消化内科特点是胃肠镜检查患者多,危重患者多,病情变化快,禁食患者多,周转快,护理工作量大,因此要求护理人员专科知识过硬。护生往往对消化内科繁重的工作量产生畏惧心理,因此要求带教教师因人施教,加强责任心,"一对一"进行带教,才能按质按量完成带教任务,提高带教质量,提高护生的综合素质。2018年1月至2018年10月我科对广西医科大学护理学院、右江民族医学院护理学院、广西中医药大学、广西卫生职业技术学院等本科、大专中专院校的护理实习生50名实施临床护理教学,效果满意。

(一)一般资料

对2018年1月至2018年10月在我科实习的广西医科大学护理学院、广西中医药大学、右江民族医学院护理学院、广西卫生职业技术学院等大中专院校的50名护理实习生实施临床护理教学。其中本科学历7名,大专学历38名,中专学历5名,男生3人,女生47人,实习时间为3~4周。

(二)方法

1. 带教教师的入选标准

大专及以上学历;护师及护师以上;操作能力强,理论知识扎实,认真负责,富有爱心,同时要给予护生人性化关怀,了解护生的感受。带教教师的言行举止都会对护生产生巨大的影响,因此我科选择政治思想素质好、热爱护理专业、责任心强、服务态度好、理论知识扎实、技术过硬的护师及以上职称并通过院级师资考核的护理人员为带教教师。

2. 护生的入科培训

目前带教的护生多为90后独生子女,她们具有很强的好奇心和接受新事物的能力,但是个性张扬,不肯吃苦,自理能力和承受挫折的能力较弱。因此护生都要进行入科培训,培训内容包括沟通要领、基本礼仪、工作纪律、专科护理操作及护理常规、护理安全及职业防护等,同时介绍护生与带教教师认识,介绍病区环境。介绍科内在院病人的情况。由于消化内科的住院患者基本是禁食患者,因此要求护生与病人进行沟通时一定要注意耐心、细心。

3. 根据教学计划,实施消化内科临床护理教学

(1)安排每位带教教师固定带一名护生,护生也跟带教教师负责分管一定

数量的床位,跟带教教师上同样的班次,在日常工作中跟带教教师分管一定数量的病人,并且全程跟着老师为病人进行各项护理操作及基础护理工作,包括生活护理及康复指导[1]。根据护生的特点,带教教师要有针对性,对护生做得到位的就应及时给予肯定及表扬,对护生存在的不足,不指责,不挖苦,不当着病人的面批评护生。

（2）在带教过程中强调重点,运用灵活多样的教学方法,让护生能举一反三,灵活掌握知识,制订护理教学查房的规范流程,通过规范的护理查房,及时了解和掌握护生的临床实践学习效果、临床技能掌握情况,帮助护生及时解决存在的问题。每一项操作,老师从准备物品到操作过程,随时讲解,严格执行三查七对制度,严格无菌操作。实习后期,多数护生能掌握基本的操作,胃肠减压技术,清洁灌肠法,留置针的维护,中心吸氧法,卧床病人翻身法、皮肤护理,重症病人的监护技术、有效沟通法。一般患者的各种处置也能应对自如,因此可安排护生进行操作。带教教师坚持"放手不放眼"的原则,随时注意操作情况,并督促指导护生进行抢救配合工作,提高其应急能力。

（3）加强理论知识学习。在带教过程中,带教教师有计划地对护生进行入科理论及出科专科知识及技能操作考试,做到入科有过程,出科有结果。护士长和带教教师有针对性地提问,利用床头交接班的时间进行交接班指导,护理教学查房指导、病情观察重点指导,力求精细、重点突出,使学生能更好地做到理论联系实际。

（4）加强对护生沟通能力的培养。护生刚进入临床,面对复杂的人际关系无所适从,在与患者沟通时常常表现出对医患关系认识不深,法律意识不强,在沟通技巧上缺少训练,不敢跟患者沟通等。因此要在带教中有意识地引导护生从患者角度出发了解问题,学会角色互换,多学礼仪常识,扎实学习专科知识,才能提高自己的沟通能力。

（5）落实优质护理服务。护理人文关怀能力是护理人员自觉地服务于患者的人文素养体现,此种关怀能力并不是与生俱有的,而是在周围所处环境和所受教育的促进下,通过经验的积累和认识逐步形成的[2]。护生是护理行业的接班人,加强其人文关怀能力的培养是打造临床优质护理服务人才的先决条件[3]。要教育护生转变服务观念,正确认识生活护理。消化内科上消化道出血的病人是卧床病人,更需要我们提供生活护理,生活护理是最基础、最能贴近患者的方法,也是护士观察病情的主要途径,更是护理服务精神最直接的体现。带教教师在带教过程中对护生进行生活护理方面的工作示范,让护生从思想上转变观念,重视生活护理,培养主动服务意识,热爱护理工作,增加职业认同感[4]。

(6)评价方法:①专科理论知识考核采用百分制评价,满分为100分,合格分为80分;专科操作考核采用百分制评价,满分为100分,合格分为90分;②教学评价,即带教教师及实习生的评教评学;③护生对科室带教教师满意度的问卷调查。

(三)结果

所有护生均能按实习计划完成消化内科临床护理学习任务。①50名护生的出科理论考核有50人合格,合格率为100%,操作考核有50人合格,合格率为100%;②护生对带教教师的满意率为98%,带教教师对护生实习期间的满意率为96%;③带教教师问卷调查中均收到满意的效果。

(四)讨论

(1)注重师资队伍建设,提高教师专业素质。加强带教教师的选拔和培养,选出的带教教师不仅要业务水平过硬,还应理论知识扎实,教学经验丰富,使带教教师的选拔和培养逐步规范化。

(2)对护理实习生进行人文关怀能力培养,可加深护生对人文关怀护理的理解,激发护生内在的关爱、同情等情感体验,提升护生人文关怀能力[5]。临床带教工作中,通过制订详细的教学计划,做好对学生的理论及法律知识的宣教,加强对沟通能力及礼仪知识的培训,不断探讨带教方法,提高临床教学质量,以培养实用型人才。

(3)临床护理教学是医学教育的重要组成部分,学生在临床实习过程中是否能学到真正的本领,是否有活跃的临床思维能力,临床带教科室的教学质量显得尤为重要[6]。良好的临床护理教育可有效激发学生的学习兴趣,树立良好的职业道德素养。在消化内科,通过带教50名护生,将优质护理服务贯穿于临床教学中,能更好地使护生体会到"以病人为中心"的服务理念,让护生换位思考,把病人当亲人,为病人提供安全、优质、满意的护理服务,从而引导护生树立正确的职业价值观,为护生毕业后的独立工作打下扎实基础,最终成为德才兼备的护理人员。

【参考文献】

[1] 李姝.实习护生临床带教模式的研究进展[J].护理研究,2012,26(381):11-12.

[2] 袁金蓉,刘义兰,杨赛.叙事教育在实习护生人文关怀能力培养中的应用[J].护理学杂志,2016,31(1):14-15.

[3] 卢孟密,张丽凤,廖海涛.护生护理人文关怀能力的现状调查分析[J].中国实用护理杂志,2012,28(33):1-3.

[4] 伍燕,秦静.提高病人对护生满意度的带教方法研究[J].西部医学,2011,23(10):2017-2020.

[5] 林玲,娄湘红,宋小燕,等.实习护生人文关怀能力培养方案的实施[J].护理学杂志,2017,32(17):72-74.

[6] 章文军,章明阳.目标教学联合阶梯式考核法在手术室护理实习生带教中的应用[J].护理实践与研究,2017,14(16):122-125.

(李红蓓)

十六、护理临床教学中目标阶梯教学法的应用分析

护理专业学生在正式参加工作之前都必须经历护理临床实践,这也是将理论联系实践,将课堂知识转变为专业能力的重要阶段,也是学校教育的持续深化。在临床实践教学中,目标阶梯教学法成了十分重要的手段,基于"学习掌控"理论,强调目标对于教学的引导作用,重点将理论转化为有效的实践,能够在教学过程中随时对学生以及教师的行为进行矫正,提高学生的主体地位,并且围绕事先制订的教学目标展开实践。在这一过程中要求老师能够与学生时刻沟通。本研究在护理临床教学方面引用目标阶梯教学法,分析其应用效果,从而为今后的推广应用提供有效依据。

(一)护理临床教学以及目标阶梯教学法概述

1.护理临床教学

临床教学是护理教学体系的构成部分之一,同时也是护理专业生在校园教学之后的知识巩固与实践体验环节,其主要作用是帮助学生把所学的医学护理理论知识与实践相结合,为学生提供以病人为中心的工作实践环境,从而使其获得应有的专业基础技能。

护理临床教学主要包括对学生护理实践能力、医护组织能力、语言表达能

力以及医务沟通能力的培养。护理工作在医疗卫生工作中相对比较独立,十分依赖护理人员的个人道德素质,这关系到医生、护理人员以及病人三者之间良好关系的建立,从而直接影响医疗质量。可以说,护理专业学生个人素质与其专业知识水平以及实践操作能力是同样重要的,护理临床教学实际上就是提高学生这三方面的水平。

2. 目标阶梯教学法

目标阶梯教学法主要是根据既定的教学目标开展教学活动,教师以及学生的所有行为都是为了实现教学目标,其阶梯性主要体现在课程的分解,教学总体有多个环节,从教学任务的导入以及教师、学生沟通再到课后总结评测等。目标阶梯教学法更加系统地将教学划分为多个阶段,发挥教师的引导作用以及学生的主体性,能够不断激励学生为了实现教学目标而做出必要的努力,最终目的是实现教学目标,实现学生自主学习。

目标阶梯教学法的特点是理论为实践服务,重视课堂知识的使用程度,有目标地培养学生对未来的期待心理,要求学生加强与老师的沟通,从而实现教学目标。要在教学目标的实现过程中持续向学生灌输目标观念,引导学生接近目标,阶段性地对不同步骤的教学工作进行总结与测评,指出实践中的关键知识,从而便于学生巩固提高。

(二)目标阶梯教学法在临床教学中的应用方法

1. 应用的临床科室

目标阶梯教学法将会极大提高护理临床教学实践的有效性,让老师以及学生能够在积极主动的状态下开展实践活动,为护理带教工作提出新的教学观念与方式,提高带教质量,从而有助于培养出适应我国医护实际以及社会需求的人才。

目前,目标阶梯教学法应用的临床科室有内科、神经内科、中医科、重症监护室、手术室、供应室、五官科、骨科、外科、老年病科、妇科等。

2. 目标教学法与其他教学方法的综合应用

在以往的研究中,有些研究人员将目标教学法与其他教学方式相结合,形成了不同的教学体系,在一些科室的临床教学中有所应用。其中方凌燕等以实践过程中发生的各种问题为教学主线,将目标教学法应用在外科的临床实习带教中,使相关专业的实习护生有效提高了团队协作能力,并且利用问题教学法极大地提高了学生的自我思考能力。在临床教学实践中,老师和学生的能力都得到了有效提升[1];章文军和章明阳重点研究了目标阶梯教学法的作用,认为在护理临床教学中应该加强目标阶梯教学法的深化应用,并且结合多种教学方法共同使用,可以有效提高实习生临床思维能力与创新能力,并且在一定程度上让学生自己进行临时问题的解决[2];陈乐等人将目标阶梯教学法与临床教学路径相结合,尤其是在泌尿外科的护理教学中取得了不错的效果[3];高娟在心血管内科临床护理教学应用中加入了情景模拟训练,结合目标阶梯教学法,提高了实习护生的沟通能力以及知识理解能力等[4]。

3. 带教教师的选择

在目标阶梯教学法的应用过程中,带教教师的选择极为关键,这对目标教学法的实施以及教学效果都至关重要。通常情况下,带教教师需要具备五年以上的教学经验,其学历要求为大专以上,职称为护师及以上。在教师思想品德方面,需要其对教学工作极度热爱,愿意通过自身的教学实践,将理论知识以及操作技能传授给所带教的实习护生。

带教教师的最终目标是培养出取得带教资质的优秀护理人员,并且选出科室的总带教教师,也就是这一教学任务体系中的教学组长,能够带领全体带教教师认真履行教学职责,培养出优秀的护理学生,能够在未来的护理工作中实现良好的实践效果。

4. 制订教学目标

目标阶梯教学法中关于教学目标的制订十分重要,在这一部分,会由护士长、科室总带教教师以及各个带教教师依照实习守则中的规定制订出符合本科室教学状况的护理实习目标。通常情况下,教学目标包括学生思想目标,也就是实习护生在实习过程中对待临床工作的态度、对待学习的态度、服务态度以及对待教师和其他同学的态度;学生知识目标主要指的是将学生在学校学习到的医学护理知识进行实践应用,具体有理论知识、护理概念、护理措施、疾病知识等;学生技能目标主要考查学生的动手操作能力,目标中需要对教学完成后学生具体的动手实践能力进行规划,要求学生对每个科室的基础护理操作了如指掌,并且其护理技术要达到一定程度。

设置了一个目标概念之后,就需要对目标达成程度进行规范,一般包含了解、熟悉、掌握以及深化四个部分,目标是循序渐进的。通常会以周为单位进行目标制订,例如第 1 周要求实习生了解科室的环境、规章制度、工作流程、护理文件书写要求等,这一阶段是培养实习生对自身角色的认知以及融入;第 2 周的目标是实习生应该熟悉本科室的基本操作流程、操作技能、科室责任、护理记录的正确书写等,能够让实习生适应护理人员角色以及具备应有的基本素质;第 3 周则进入强化阶段,要对护生的专科护理操作技能以及理论知识进行进一步深化,可以让学生对护理实践工作更加熟悉,从而将其作为常规的工作;第 4 周进行实习考核,由教师与学生进行系统总结,并且形成下一阶段目标。

5.实施与反馈

实习护生刚刚进入实习科室,由带教教师告知学生在实习期间需要掌握的目标,后续实施则是一套具体流程。在知识目标方面,结合课堂案例以及理论知识,让学生实践;在技能目标方面,让学生带着目标去学习相应的操作,反复练习直到熟练为止;在思想目标方面,要定期观察学生的态度,通过带教教师的言传身教,培养学生对护理专业的热爱,增强其责任心以及身为医护人员的爱心。

在目标阶梯教学反馈方面,教学评价是贯穿临床活动始终的,阶段性地对目标实施情况以及完成情况进行反馈,老师与学生实现双向沟通,找出存在的不足进行分析总结,并且及时做到教学目标及方法的纠正。在护理临床教学结束之后,利用问卷调查、提问、观察等方法进行教学质量评价,评价内容包括理论知识、操作能力、综合素质、思想态度以及教师对学生满意度等多个方面。

(三)目标阶梯教学法在护理临床教学中的应用效果

1.激发学习兴趣,明确实践目标

不同于传统的临床教学,目标阶梯教学不存在随意性以及重复性,教学目标更加清晰明确,学生以及老师都围绕目标展开临床工作,所设置的目标就是教学活动的主线。如此能够充分地让学生为了实现目标进行自主学习,极大地提高了学生的积极性。

2.提高临床教学规范性与教学效果

目标阶梯教学法的应用使护理临床教学变得更加科学以及规范,所有教学活动都在既定的教学目标指引下灵活开展,让学生能够掌握临床重点内容,很快进入医护角色中,顺利完成实习任务。目标阶梯教学法具有精确性以及可行性,引导教师根据规范开展教学,帮助临床带教发展成为更加科学合理的模式。

其中,效果最为显著的就是即时评价体系,能够通过系统的考核及评估,帮助带教教师掌握学生实时动态,妥善解决学生实习中遇到的各种问题,及时做出有效调整。

3. 营造和谐氛围,提高带教满意度

在目标阶梯教学法的作用下,护理临床教学氛围十分和谐。一方面,学生与教师能够在教学过程中相互沟通,实时交流,方便随时对教学目标进行调整,教学灵活性增强了;另一方面,在整个教学过程中,老师主要起对临床实践的引导作用,学生在其中是主体,学生能够自主地进行学习与实践,体现了在护理临床教学中以学生为主导的思想,提升了实习护生对带教教师工作的满意度。

(四)总结

综上所述,目标阶梯教学法在护理临床教学中发挥着积极作用,能够有效提高临床护理带教的规范化以及科学化水平,增强教学过程中师生互动。通过对护理临床教学中目标阶梯教学法的应用以及应用效果研究,可以更好地帮助护理临床教学做出合理改进,在医学模式转变背景下,加强带教与护理临床模式的适应性,提高我国护理专业学生临床实践水平。

【参考文献】

[1] 方凌燕,王小舟.目标阶梯教学法在护理临床教学中的应用[J].中国高等医学教育,2016,(9):118-119.

[2] 章文军,章明阳.目标教学联合阶梯式考核法在手术室护理实习生带教中的应用[J].护理实践与研究,2017,(16):122-125.

[3] 陈乐.阶梯教学法在泌尿外科护理教学中的应用研究[J].中国过高等医学教育,2015,(10):112

[4] 高娟.目标教学法在心血管内科临床护理教学中的应用效果分析[J].现代医学与健康研究电子杂志,2017,(4):187.

(莫 寒)

十七、急性心肌梗死情景模拟演练在急诊临床带教中的体会

实习阶段是培养护生提升自身综合护理能力最关键的时期,临床教学是护生实习的重要内容之一,临床带教的质量一定程度上决定了护生实习的质量。急诊科护理有一定的特殊性,对护士的抗压能力、自我控制能力提出了较高的要求,实践过程中遇到的胸痛患者较多,争分夺秒进行抢救是改善患者预后的

关键,急诊科带教需要提升护生的实践能力、应急能力[1]。临床带教方法较多,情景模拟训练是一种重要的教学方法,相较于传统的案例教学方法,理论上能更好地培养护士的实践能力[2]。本部分内容尝试采用对照研究,对比情景模拟训练、案例教学法在急诊临床带教中的价值。

(一)资料及方法

1. 一般资料

2018年6—10月,医院急诊科接收护理实习生入组标准:①初次参加胸痛症急诊教学;②护理实习生。入选对象有21名,均为女性,年龄在(21.1±1.6)岁。来源:本科12名,专科、职业学校9名。按照编号进行分组,其中对照组、观察组分别入组10名、11名。两组对象年龄、性别、院校来源差异无统计学意义($p>0.05$)。

2. 方法

(1)对照组:采用常规的PBL+案例教学法进行教学。

①案例教学法:收集过去各个年龄段、症状表现不典型或症状典型、各种原因诱发的心肌梗死案例,合计16例。针对这些案例进行讨论教学,结合PBL教学法,围绕案例提出问题。

②关于胸痛的PBL主要教学流程:呈现问题,主要关于各类胸痛的急诊护理,尽量安排符合学生认知、能够激发其学习兴趣的问题,主要包括各类胸痛症的临床表现、病史信息等,组织学生进行讨论,鼓励课下讨论;第一次小组讨论,分析问题,发展学习议题[2];针对有关胸痛的问题,收集资料,并进行自我导向学习;第二次讨论,综合归纳小组成员的学习成果、形成结题方案;展现学习的成果;评估学习成果,进行反馈以及评价。开展的问题主要包括心肌梗死、不稳定性心绞痛等胸痛症的临床表现、基本诊断方法、急救用药、急救流程、多人配合、急救护理过程中的常见问题。

(2)观察组:在对照组基础上,结合情景模拟教学法。

①情景设计:由带教教师提出案例设计,包括各个年龄段、症状表现不典型或症状典型、各种原因诱发的心机肌梗死案例,也可以是某一个环节。护生需要参与的环节包括病史了解、休克评估、家属沟通、呼吸循环支持、心电图连接以及识别、静脉用药、特殊类型的急性心肌梗死识别、急性心肌梗死患者的转运等,合计38个情景,不同情景训练的内容、目的不同。

②情景训练：由志愿者、护生作为模拟人进行情景训练；3~4人一个小组，围绕这些情景进行训练，护生各自都需要完成不同角色，这些角色都是当前急诊胸痛抢救队伍中的护士角色，包括护理文书记录、监护护士、采样护士等，让护生最终熟悉急诊科急性心肌梗死抢救过程中各个护士角色的工作、抢救流程、护理操作要点。

③质量控制：情景模拟训练不少于4个课时；在训练前一天，会发放训练的情景纸质报告，护生在课下谈论，组织训练；每个小组在课堂上模拟训练，每个情景1~2分钟内完成；采用竞赛的方式调动护生的积极性；在训练后，组织讨论训练过程中出现的问题，加深印象。

3. 观察指标

由护生评价急性心肌梗死教学的质量，从教师态度、教师能力、教学方法、教学效果四个方面评价。组织护生进行急性心肌梗死操作考核（40分）、理论测试评分（60分）。护生评价采用 VAS 模拟评分法，分为非常满意（10分）、满意（8分）、一般（6分）、不满意（4分）、非常不满意（2分）五个等级。

4. 统计学处理

采用 SPSS20.0 软件进行统计学分析，教学质量评价以及考核评分采用中位数和四分位距 M（P25~P75）表示，非参数检验，以 $p<0.05$ 表示差异具有统计学意义。

（二）结果

观察组护生对教师能力、教学方法、教学效果的满意度评分，操作、理论测试评分高于对照组，差异有统计学意义（$p<0.05$），见表3-19。

表3-19　观察组与对照组的护生对急性心肌梗死急诊护理教学的满意度、测试评分

组　别	护生评价				测试评分	
	教师态度	教师能力	教学方法	教学效果	操　作	理　论
观察组	8(8~9)	9(8~9)	9(9~10)	9(8~9)	36(34,37)	55(50,57)
对照组	7(6~8)	7(7~9)	7(6~8)	7(7~9)	33(32,35)	52(44,56)

M（P25~P75）

注：与观察组相比，* $p<0.05$。

（三）讨论

网状 meta 分析显示,循证教学法和 PBL 教学法对提高医学生评判性思维能力的效果优于其他教学方法,但是传统的 PBL 教学方法存在许多不足,如小组工作效率低、存在搭便车现象、反馈不足[3]。对于急诊科临床带教教学,案例分析必不可少,在实践过程中,往往会围绕一个护理问题进行讨论,针对 AMI 的急救护理流程进行教学,重视分析急救护理中的关键点。如 AMI 护理过程中,病史了解、心电图的快速落实以及识别是关键。AMI 多见不稳定心绞痛的对象,了解冠心病病史,对实现快速诊断有重要意义。通过案例分析,围绕一个问题分析,可以加深护生的印象。如针对不典型的 AMI 对象,综合分析,可以提升护生对不典型的 AMI 识别能力。

但是,AMI 救护过程中,多人配合,争分夺秒落实静脉通路建立、用药与输液、病情观察与文书记录、采样送检、心电图监测等工作。在实践过程中,护士还需要解决转运管理、护患沟通等工作,对护士的综合护理提出非常高的要求[4]。采用情景模拟训练,一定程度上可以解决以上问题。研究中,观察组护生评价教师能力、教学方法、教学效果满意度评分,操作、理论测试评分高于对照组($p<0.05$),提示情景模拟训练可以有效提升教学质量,获得护生的好评。

情景模拟训练应注意以下几点:①合理设计情景,建立情景库,情景库需要契合 AMI 的急救护理,以文字、图片的形式进行保存;②情景与情景之间可以进行组合,以形成一个完整的案例、AMI 急救护理流程,让护生参与[5];③需要重视课堂教学的质量管理,授课教师可以根据教学内容调取情景,在课堂上设计一个情景,让护生当堂给出护理对策,模拟训练;④重视提高学生的主动性,提升趣味性,在情景模拟前,带教教师需要指导学生阅读案例、熟悉 AMI 急救护理的流程;⑤在选定问题时尽量符合医学生的认知,需要按照学习的流程进行设计,不拘泥于固定的情景,可以组合患者的资料设计情景;⑥提倡自由组队、轮换组队,可以更好地锻炼小组成员的综合能力[6];⑦根据不同的问题类型设计记录单,能够提高记录的效率;⑧在训练人员的选择上,可以尝试引入家属,以更符合真实情况。

小结:急性心肌梗死情景模拟演练可以提升临床带教的质量,获得护生的好评。

【参考文献】

[1] 谭福勇,刘瑞.急诊科护生临床带教思路及护生综合能力的培养[J].内蒙古医科大学学报,2015,37(S2):284-286.

[2] 薛金梁,于占营.PBL教学法在护理实习生急诊带教中应用效果分析[J].中国当代医药,2017,2406:166-168.

[3] 张志刚,侯宇颖,张珺,等.7种教学方法对护理专业学生评判性思维能力影响的网状Meta分析[J].中华护理杂志,2016,51(8):960-966.

[4] 赵丽,彭明琦.情景模拟演练及翻转课堂提高急诊护士抢救能力的作用[J].上海护理,2017,17(5):98-100.

[5] 沈莹,王维维,肖乾,等.多专科模拟实景演练医护培训提高急性心肌梗死患者救治时效性研究[J].护理学杂志,2017(3205):48-51.

[6] 庄英.家属结对式认知辅以情景演练对急性心肌梗死患者心功能康复及负性情绪的影响[J].当代护士(中旬刊),2018,25(1):112-115.

（梁小翠）

十八、手术室护理教学中靶向教学法的应用研究

手术室是医院中一个重要科室,其护理工作与其他科室相比具有更高的要求,且工作节奏较快,患者的病情具有多样性,同时对理论知识也有较高要求[1,2]。手术室排班弹性大的特性,与临床护理工作大有不同,而手术室是临床实习阶段护生必到的科室,学生来自不同院校,实习大纲要求各不相同,实习时间短(平均为2周),周转快,人数安排相对较多,教学任务重,在临床教学过程中常常出现教学工作不能落实连续性,带教教师带教质量缺乏监管手段,护生实习依从性差,带教教师对学生不了解等问题。此外,因手术室带教教师工作弹性大,护生跟随的带教教师及带教内容也随着工作临时调配而变化,教学大纲、临床教学路径的完成率、达标率低,直接影响教学质量及教学效果。为了探究与手术室相适应的临床教学方法,笔者对靶向教学法在手术室临床教学中进行了研究。

(一)对象与方法

1.对象

选取2017年4月至12月进入手术室实习的96名护生为对照组,其中女生89名,男生7名,年龄在19—23岁,平均(20.51±0.58)岁,本科生63名,大专生

33 名。选取 2018 年 2 月至 10 月进入手术室实习的 94 名护生为观察组,其中女生 86 名,男生 8 名,本科生 57 名,专科生 37 名,年龄在 18—23 岁,平均(20.2±0.89)岁,两组护生均经过临床护理学专业理论学习,在手术室实习周期为 2周,由本科室有带教资质的老师带教。两组护生学历、性别、年龄等比较差异均无统计学意义($p>0.05$),具有可比性。

2. 方法

(1)对照组教学实施法。按入科介绍流程接待护生,发放《手术室临床教学路径表》,分配护生给主带教教师,主带教教师指导带教工作,临时更换带教教师时则由接管老师负责指导。实习期间由科室总带教教师组织护生集中进行理论授课和操作示范,出科时进行理论和操作考试。

(2)观察组教学实施法。修订靶向教学方案,根据教学大纲,结合手术室专业发展要求,完善《手术室临床教学路径实施量记录表》,《该记录表实施表》确定量化达标项目,内容包括体表静脉留置针穿刺术、手术室平车使用、外科手消毒法、男(女)患者导尿术、留置标本、四种标准手术体位的摆放、无菌器械台建立、穿无菌手术衣、戴无菌手套等,删减教学大纲中要求护生独立完成的手术配合部分内容,如独立完成胃大部分切除术、四肢骨折内固定手术配合等。将操作流程拍摄成视频,统一操作标准。观察组在对照组教学方法的基础上采用《手术室临床教学路径实施量记录表》,护生每日记录工作量表,并由其带教教师签名确认,过程主带教教师随机抽查,出科前收集。实习期间由科室主带教教师组织护生集中进行理论授课和操作示范,出科时进行理论和操作考试。

3. 评价方法

两组护生均于实习第二周进行出科考核,采用案例式理论和操作技能考核,操作考核项目为靶向教学操作项目,出科前召开座谈会,护生填写《护理学专业护生对带教教师评价表》,带教教师填写《护理学专业护生综合素质评价表》,进行双向评价,出科时,理论考核成绩占 40%,技能考核占 30%,护生和带教教师根据《手术室临床教学路径实施量记录表》进行综合评定占 30%。

4. 统计学方法

将护生理论与操作考试成绩以及反馈量表收集的数据输入电脑,采用SPSS13.0 统计包进行分析,计量资料采用 t 检验,计数资料采用 χ^2 检验。

（二）结果

两组护生入科理论成绩、出科理论成绩、操作技能成绩比较，观察组护生入科理论成绩与对照组比较差异无统计学意义（$p>0.05$），观察组出科理论成绩、操作技能成绩均优于对照组，差异均有统计学意义（$p<0.05$），具体见表3-23。出科座谈教与学之间进行满意度双向评价，观察组护生对教学模式的满意率明显高于对照组，带教教师对护生评价，观察组护生获优秀、良好评价明显高于对照组，见表3-20至表3-22。

表3-20　两组护生出科理论、操作技能考核成绩比较

项　目	人数	出科理论成绩	出科操作成绩
对照组	96	86.103±2.12	91.53±3.5
观察组	94	91.85±1.86	94.25±2.23
p		0.006	0.001

表3-21　两组护生对带教教师评价比较

组　别	人数	满　意	一　般	不满意
对照组	96	59(61.5%)	24(25.0%)	13(13.5%)
观察组	94	72(76.6%)	17(18.1%)	5(5.3%)

表3-22　带教教师对两组护生综合素质评价比较

组　别	人数	优　秀	良　好	一　般	差
对照组	96	25(26.0%)	48(50.0%)	17(17.7%)	6(6.3%)
观察组	94	32(34.0%)	48(51.1%)	11(11.7%)	3(3.2%)

（三）小结

随着现代护理临床教育的发展，传统带教模式已不适应现代的护理教学理念。传统教学模式存在教学目标不明确、带教教师凭借自己的经验带教等问题，而使临床带教具有盲目性和随意性[3]。手术室带教工作存在问题，既有带教教师的原因，也有护生的原因。临床带教教师在承担临床带教工作的同时还

应承担临床护理、手术配合工作,存在手术室带教与手术配合有矛盾,个别带教教师担心指导护生操作占用时间过长,由自己操作,从而使护生失去了一些护理技术操作的机会。盲目教学,缺乏系统性,个别带教教师纯粹把护生当成简单劳动力,只吩咐护生做一些杂事,没有按照教学大纲认真带教,教学目标达不到既定要求。

手术室带教中运用靶向教学法,是借鉴医学上靶向治疗理念,对教学中存在的问题进行靶向性分析,在教学过程中结合护生、带教教师的实际情况,设计相应的教学模块、路径及考评机制。

本研究将靶向教学法实施于手术室临床带教中,结果显示,在出科理论知识、操作技能考核、带教教师对护生综合素质评价等方面进行成绩比较,观察组均较对照组高。靶向教学法对教学方案实施修订,结合临床实际与专科发展需要,教学目标更为明确,避免教学的盲目性;教学内容与临床贴切、全面,考核标准考虑护生在两周学习时间内所能完成的项目,符合护生学习的一般规律,有效提升了护生学习目标的达成率,激发了护生的学习积极性,提高了教学质量。此外,与对照组相比,观察组护生对教学方法的满意度明显较高。靶向教学法记录了学生每天的教学情况,即使更换带教教师[4],负责其的带教教师也能通过量表记录了解护生的学习情况,确保教学的连续性。同时靶向教学模式有利于监管带教教师的教学质量,靶向教学法在实习结束之后会进行分析[5],通过护生对带教教师的评价,分析带教教师教学上存在的问题,指引带教教师从教学态度、方法等方面进行改进,提高临床带教水平。

综上所述,通过靶向教学法在手术室临床教学中的应用,明确教学目标,可改善临床教学质量,提升护生的综合能力和素质,同时提升手术室带教工作的满意度。

【参考文献】

[1] 谭璐,黄思媚,邹丹.手术室新护士岗前带教培训模式及实施效果分析[J].中外医学研究,2014,12(15):163-164.

[2] 陆燕弟,保颖怡,白燕芳,等.情景模拟式教学在手术室实习护生临床带教中的应用[J].现代医院,2013,13(11):121-1.

[3] 赵香凤.三级护理教学管理模式在手术室护理教学中的应用[J].现代临床护理,2011,10(7):61-62.

［4］肖娟,姚爱萍,张琳娟,等.手术室两种带教方法效果比较［J］.护理学杂志,2009,24
　　(22):72-73.

［5］徐燕.案例式教学法在专科医学生物化学教学中的创新应用［J］.山东医学高等专科学
　　校学报,2015,37(1):35-38.

(曾德兰)

十九、以护生为主导的教学查房在实习中期护生评判性思维和核心能力培养中的应用

评判性思维是指个体在复杂情境中灵活运用现有知识和经验,对问题及其解决方式进行选择、甄别、假设,并在反思基础上进行推理分析,从而做出合理判断和取舍的高级思维[1]。评判性思维贯穿整个护理程序,渗透护理实践各方面[2]。实习中期是护生评判性思维和核心能力形成的关键时期,在传统教育模式长期影响下,护生习惯于被动接受知识,缺乏主动学习的能动性,解决实际问题能力较弱[3]。我科自 2017 年以来,采用以护生为主导的护理教学查房,在护生评判性思维和核心能力的培养中成效显著。

(一)资料和方法

1. 一般资料

采用便利抽样法,选择 2017 年 5 月至 2018 年 10 月在康复科实习的 60 名本科护生作为研究对象,其中,男生 11 人,女生 49 人,平均年龄为(21.783±0.865)岁。纳入标准:①全日制本科实习生,完成大学三年理论及操作课程学习,课业成绩合格;②临床实习中期(临床实习 3~5 个月),对临床工作有一定认识;③自愿参与护理查房和研究。排除标准:①大、中专及非全日制本科实习生;②临床实习未满 3 个月或大于 5 个月;③不愿意参与研究者。根据入科时间,将同一时间入科的护生编成 3~5 人学习小组,采用抽签法将各学习小组分成实验组和对照组。其中,对照组 31 人,男生 6 人,女生 25 人,平均年龄为(21.839±0.860)岁;实验组 29 人,男生 5 人,女生 24 人,平均年龄为(21.724±0.882)岁。两组在年龄、性别、校学习成绩、生源地来源方面无统计学差异,见表 3-23。

2. 方法

(1)教学查房方法。由 3~5 名护生组成一个学习小组,在科室进行为期 4 周的轮转实习。所有护生入科时均进行入科宣教,了解常见疾病护理,明确轮

转科室学习目标,均由三年以上工作经验本科学历护士进行带教。分别在入科实习 2 周、4 周时,由科室教学组长组织护生进行教学查房。实验组以护生为主导进行护理教学查房:教学组长选择合适病例,提出查房具体要求后,由护生学习小组主导完成病史采集、PPT 制作和病例介绍讲解、提出护理问题、床边查房、集中讨论各个环节,教学组长和带教教师从旁进行观察和补充。对照组采用传统教学方法:以教学组长为主导,由教学组长介绍病例、示范查房、提出护理问题和难点进行集中讨论。

表 3-23　两组护生一般资料比较

项　　目	人数	性　　别		年　　龄	平均学习成绩	生源地	
对照组	31	6(男)	25(女)	21.839±0.860	77.323±4.369	17(城市)	14(农村)
实验组	29	5(男)	24(女)	21.724±0.882	76.690±4.218	15(城市)	14(农村)
χ^2/t		0.045		0.509	0.570	0.058	
p		0.833		0.613	0.571	0.809	

(2)效果评价。使用中文版评判性思维能力调查表(CTDI-CV)[4]和护生核心能力量表(CINS)[5],分别在护生入科时、出科时对护生批判性思维和核心能力进行评价。

CTDI-CV 量表共 70 个条目,每个亚目有 10 个条目,每个条目采用 6 分制,从"非常不赞同"到"非常赞同",赋 1 ~ 6 分,总分为 70 ~ 420 分,从寻找真相、开放思想、分析能力、系统化能力、评判性思维的自信心、求知欲、认知成熟度 7 个维度进行评价。不低于 350 分提示有强的批判性思维态度倾向,280 ~ 349 分表示具有正性评判性思维态度倾向,211 ~ 279 分提示具有中等评判性思维态度倾向,不大于 210 分提示负性评判性思维能力。量表内容效度(CVI) = 0.89,α 值为 0.90,特质的 α 值为 0.54 ~ 0.77,有较高内部一致性。

CINS 量表共 43 个条目,从临床生物医学科学、一般临床技能、批判性思维推理能力、关心、道德和责任 6 个维度对护生能力进行评价。采用 Likert7 级评分,从"完全不胜任"到"完全胜任",分别赋 1 ~ 7 分,总分为 43 ~ 301 分,得分越高表明护生核心能力越强。量表 Cronbachs' α 系数为 0.827 ~ 0.951,重测信度 0.737,具有较好的外部一致性。各维度间相关系数为 0.491 ~ 0.781,各维度与总量表相关系数为 0.738 ~ 0.884,具有良好的结构效度。

（3）统计学分析。数据由两名研究人员共同整理,核对无误后录入,采用SPSS20.0进行统计学分析,计量资料用均数±标准差进行统计描述,采用独立样本 t 检验, $p<0.05$ 为差异有统计学意义。

（二）结果

查房前60名护生评判性思维能力平均得分为229.683±10.636（60人）,查房后60名护生评判性思维能力平均得分为258.933±12.354（60人）,具有统计学差异（ $t=-17.757, p<0.01$ ）。实验组查房后评判性思维能力评分（263.419±12.129）高于对照组（254.138±10.858）,具有统计学差异（ $t=3.115, p<0.01$ ）（见表3-24）。

表3-24 两组护生评判性思维能力调查比较（分）

项 目	人数	查房前	查房后	t	p
实验组	31	229.345±10.594	263.419±12.129	-14.116	0.000
对照组	29	230.137±10.875	254.138±10.858	-13.120	0.000
t		-0.245	3.115		
p		0.807	0.003		

查房前60名护生核心能力平均得分为191.083±14.797（60人）,查房后60名护生核心能力平均得分为211.100±14.033（60人）,具有统计学差异（ $t=-18.689, p<0.01$ ）。实验组查房后核心能力评分（215.354±12.104）高于对照组（206.552±14.715）,具有统计学差异（ $t=2.538, p<0.05$ ）（见表3-25）。

表3-25 两组护生核心能力调查比较（分）

项 目	人数	查房前	查房后	t	p
实验组	31	190.161±13.191	215.354±12.104	-18.542	0.000
对照组	29	192.069±16.553	206.552±14.715	-16.588	0.000
t		-0.496	2.538		
p		0.622	0.014		

（三）讨论

1. 教学查房是培养护生评判性思维和核心能力的有效手段

临床实习是衔接学校教育和临床实际工作、促进护理人员角色内化的"职业社会化"过程[6]，实习中期是护生能力形成的关键时期。通过查房前的基线调查，护生评判性思维能力（229.683±10.636，60 人）和核心能力评分均较低（191.083±14.797，60 人）。通过护理查房的教学形式，不论是教师主导（实验组）还是护生主导（对照组），护生评判性思维和核心能力得分均较查房前得到了提高（p 值均小于 0.01）。童志丹等人的研究表明，在实习中期，护生更倾向于以病例为基础和以问题为中心的讨论式教学[7]。护理教学查房将护理思维和实践有效结合，针对典型病例进行分析归纳，能够加速护生对护理程序的认识和理解，构建知识结构，提升自身素质[8,9]。教学查房活动是否能有效开展，直接关系到护理实习生临床思维的建立，也是理论与实践结合的重要环节[10]。因此，临床教学医院应加强对实习中期教学的管理，提高护理教学查房的质量，培养护生批判性思维，提高护生核心能力。

2. 更多学生参与，有助于提升教学效果

传统教学查房法以教师为主导，虽然能满足临床带教需要，但是学生参与较少，不能调动学生的积极性和主观能动性，造成临床带教质量相对较低[11]。张善红[12]通过对 153 名本科护生对临床学习环境的评价调查显示，护生对个性化发展、教学参与性评分较低，说明传统教学模式供给与学生学习需求之间存在矛盾。如何根据查房目的、查房内容、学生层次实施不同的教学方法或结合不同的教学方法，已成为研究者日益关注的课题[8]。

我科通过实施以护生为主导的教学查房，提升学生教学参与度，与对照组的传统教学法相比，实验组的评判性思维得分（263.419±12.129）和核心能力得分（215.354±12.104）均高于对照组的评判性思维得分（254.138±10.858）和核心能力得分（206.552±14.715），具有统计学差异（p 值均小于 0.01）。学生主观评价也偏向正面，与有关研究成果[13,14]一致。提升学生的教学参与度，有助于提升教学效果。

【参考文献】

[1] 冯先琼. 护理学导论[M]. 北京：人民卫生出版社,2006.

[2] 董文. 中文版批判性思维能力测量表在广东省专科护士中的修订及运用[D]. 广州：南

方医科大学,2012.

[3] 东梅,庞晓丽,候大妮.基于标准化病人与问题式学习的本科护生评判性思维能力培养创新教学模式研究[J].护士进修杂志,2016.31(7):593-595.

[4] 彭美慈,汪国成,陈基乐,等.批判性思维能力测量表的信效度测试研究[J].中华护理杂志,2004,39(9):644-647.

[5] 廖瑞雪,刘彦慧,王媛婕,等.中文版护生核心能力量表的信效度检验[J].中华行为医学与脑科学杂志,2014,23(2):172-174.

[6] 周洁,季晓鹏.护生实习压力干预方案的研究现状与分析[J].护士进修志,2009,29(17):1549-1551.

[7] 童志丹,王晓影.临床带教方式与实习中期护生学习兴趣关系的调查[J].护理与康复,2007,6(2):127-128.

[8] 程鑫,崔屹.临床护理教学查房模式及思考[J].全科护理,2018.16(19):2333-2335.

[9] 金玉梅,胡雁,张红意,等.以学生为中心儿科教学查房模式的实践与思考[J].中华护理杂志,2015,50(2):229-233.

[10] 郑蓉婷,丁玉兰.临床实习护生教学查房现状及影响因素分析[J].全科护理,2018,16(29):3678-3680.

[11] 高凤荣,史春英,李桂兰,等.不同教学查房方法在护理本科生毕业实习带教中的效果对比研究[J].微量元素与健康研究,2018,35(5):81-82.

[12] 张善红,王丽娜.本科护生对临床学习环境的评价及改进对策[J].中国继续医学教育,2016,8(31):14-15.

[13] 倪锦红,黄求进.护生主导式查房在妇科护理教学中的应用效果研究[J].中华现代护理杂志,2014,20(12):1446-1448.

[14] 陈裕美,童赟,林泽文,等.护生主导式查房在肾内科护理教学中的应用[J].全科护理,2017,15(25):3176-3177.

（谢　兴）

二十、消毒供应室护生实习带教方法的探讨

供应室是一个专业技术强的科室,工作环境、工作性质与临床科室相比有着明显的差异。供应室实习又是护理临床教学的重要组成部分,但由于在供应室实习时间短,加上教科书中供应室内容较少,大部分护生到供应室实习常常无所适从,难以进入工作角色,到实习结束时都不能掌握供应室的工作规范和工作流程,以致达不到预期的实习目的。因此,如何做好供应室护生的带教,使护生尽快熟悉环境,更多地掌握供应室基本知识和专科技能,完成实习预期目

标尤为重要。自 2017 年起,我院消毒供应室对护生实习的教学材料、教学内容和方法进行了不断改进,圆满完成了护生的实习任务,提高了带教质量,保障了医疗安全。

(一)资料与方法

1. 一般资料

2017 年 3 月至 2018 年 2 月进入供应室实习的护理专业学生有 129 名,其中男生 5 名,女生 124 名;本科生 9 名,大专生 120 名(其中:高中毕业 3 年制大专生 39 名,初中毕业大专五年制学生 90 名);年龄在 18~21 岁;实习时间为 1~2 周。

2. 制订实习计划和学习目标

根据护生实习大纲要求,以及《消毒供应中心管理规范》《消毒供应中心验收标准》和原卫生部 2016 年颁布的《医院消毒供应中心的三个行业标准》,制订教学目标、教学计划、教学内容、教学步骤和教学评价方法。① 理论内容包括医院感染相关知识、医院废物的分类、医院消毒供应中心的三个行业标准、消毒供应室的规章制度、技术操作规范和工作质量监测方法和标准等;②技术操作内容包括消毒供应室的清洗消毒设备、灭菌设备的使用、注意事项,各种消毒液的配制浓度和酶的使用,手术器械的包装要求、监测方法等。

3. 教学步骤

(1)环境与区域划分介绍。供应室是一个特殊区域,要对护生进行现场介绍,区域分为辅助区域和工作区域,工作区域又分去污区、检查包装及灭菌区、无菌物品存放区。需讲解划分清洁区和污染区的方法及不同区域的着装要求。通过介绍使护生尽快熟悉环境,消除护生对消毒供应室的陌生感,激发他们的工作热情和学习兴趣,并要求实习学生复习《基础护理学》之预防与控制医院感染章节、《外科护理学》有关消毒灭菌的章节,在巩固理论知识的基础上做到理论与实际相结合。

(2)工作任务与重要性。由于护生对供应室的工作比较生疏,所以带教教师首先要向护生介绍供应室的工作任务,使护生对供应室工作有初步的认识。过去护生认为供应室是辅助科室,每天重复着简单、机械的洗洗刷刷工作,学习不到任何与临床科室有关的知识,甚至毕业后也不会从事供应室工作,所以大部分护生对供应室实习抱着无所谓的态度。其实消毒供应室常被人们称为医院的"心脏",它是现代化医院不可缺少的重要部分,没有供应室的后勤保障,临床科室与手术室就无法工作。供应室的工作质量和管理质量直接影响着医疗护理质量,影响患者安全,其工作质量与预防、控制医院感染密切相关,在医院的医疗安全管理中发挥着重要作用并提供保证[1]。护生通过在供应室的实习还可以学到很多专业知识,如无菌物品的储存和保管、消毒知识、影响消毒及灭菌的因素等,这些知识与临床科室都有密切联系,护理专业学生毕业后即使不从事供应室工作,这些知识对临床工作也有重要指导意义。因此,到供应室实习的护生要充分认识供应室的重要性和实习的必要性,消除轻视供应室实习的错误思想,端正学习态度,努力完成实习任务。

(3)工作流程。首先向护生说明供应室工作流程,然后现场介绍工作流程的路线,特别强调人流、物流要分开,物流由污到洁,人流由洁到污,不准逆行和交叉。要求护生严格遵守供应室的工作流程,确保医疗安全。

(4)核心制度。供应室的核心制度是使工作条理化、制度化,以提高工作质量和工作效率,它是防止院内感染的重要保障[2]。因此组织护生学习核心制度很有必要。供应室核心制度的内容包括:交接班制度,器械清洗消毒质量分析记录及评价制度,清洗消毒器的物理参数及运转情况的监测制度,器械配备、查对、包装、复核制度,包装密闭完好性复核制度,灭菌物品装载、卸载操作指引及质量标准,灭菌效果监测制度,无菌物品发放查对制度,设备检测与验证制度,质量过程的记录和可追溯制度,不良事件分析及报告制度,通过学习这些制度,护生能增强质量意识,自觉参与制度管理,杜绝医院感染的发生。

(5)专业知识。供应室基本概念包括污染区、清洁区、无菌区、清洗、消毒、灭菌。提示护生认真区别消毒与灭菌的概念。供应室基本知识包括手术器械的灭菌方法、压力蒸汽灭菌器的监测方法、消毒供应室洗手和手消毒指征,物品包装要求、无菌物品存放要求、无菌物品发放原则,影响无菌物品有效期的因素等。

(6)安全知识教育。供应室工作中,护理人员面临着危害身体的多种因素,因此需要加强防范意识,做好安全防护。教育内容包括供应室职业危害因素、标准预防措施、职业暴露处理。通过教育教会护生严格遵守操作规程和各项制度,严格执行手卫生措施,操作中使用安全防护用品,正确处理锐器,同时还要学会职业暴露的处理方法。

4. 教学评价

①出科前,根据教学内容,首先对学生进行理论和技术操作考核;②理论考试:带教教师出题、护士长审阅,闭卷考试,题型有单项选择题、填空题、简答题,采取百分制,内容为消毒供应专业理论知识;③技术操作考核:常用设备的操作方法、常用治疗包的规范包装、正确洗手法、无菌技术操作等内容。老师按照《技能操作方法及评分标准》进行考核、评分。在考核中既要注重理论和技术操作的成绩,又要注重护生平时的表现和工作能力,对每位护生做出综合评价,并填写实习鉴定。另外,实习护生向带教教师汇报本科室实习情况,对每位带教教师进行带教效果评价,并填写带教效果评价反馈表,提出带教中存在的问题和改进意见,从而不断提高教学水平,确保带教质量。

(二)结果

消毒供应室在一年带教过程中,学生普遍反映效果较好,学到了适应医院消毒供应发展的理论知识和技术。129 名护生考评成绩,对本专业理论和操作掌握程度优秀率达 97%,合格率达 100%;学生对带教教师的带教能力满意率为 95%,不满意率为 3.67%,差率为 0.1%。通过双向反馈,不断改进教学方法,确保教学质量,以适应新形势下现代供应室的快速发展。

(三)讨论

近几年,我们根据消毒供应室的发展及医院感染管理要求,对护生接触到的消毒供应室的理论知识及专业技术进行总结,不断充实了课本以外的理论知识和技术操作,使学生理论学习密切结合工作需要和专业发展,具有很好的实用性,从而培养了一批批适应现代医院发展需求的实用型人才,探索出一种科学化、规范化的消毒供应室带教新方法。

【参考文献】

[1] 任伍爱.消毒供应中心管理指南[M].北京:科学技术文献出版社,2007:37-49.

[2] 陈小琼,谢秀文.供应室实施入科教育对护生实习质量的影响[J].当代护士,2014(3):175-176.

(周黔华)

第四章

4

教育教学管理模式改革

一、临床实习生教学管理模式的探讨

随着我国教育制度的推广和普及,普通高等医学院校不断扩招,越来越多的医学毕业生走向社会,如何培养社会所需的医学人才,成为当前医学教育的重点问题。综合医院大多兼顾保健、医疗、教学、科研等任务,承担医学院校实习生的实习教学任务,医院教学质量的高低关系到实习生的实习质量和医院的发展,如何保证医院教学质量,提高实习质量,成为临床实习教学管理急需解决的问题。

(一)加强并完善教学制度管理

建立由科教科、教研室、临床科室组成的教学管理体系,指导医院的临床教学工作。临床实习教学应坚持"三育人"(教书育人、管理育人、服务育人)的原则,要加强"三基"(基础理论、基础知识、基本技能)的训练,要努力适应医学模式的转变,深化医学教学的改革,严格要求正规训练,不断提高教学质量。强化"三基"教育,完成各院校实习大纲要求的内容和实习目标。建立完善的教学相关管理制度,如教学工作管理及考核制度、科教科工作制度、教研室工作制度、教师管理制度、实习带教管理规定、教学查房制度、临床教学病例讨论制度、临床教学病例收集制度等,明确细化各级教学人员的工作职责,并对教学工作进行考核,以促进教学管理的制度化、规范化,促进教学质量的不断提高。临床带教教师的工作能力、言语行为和工作作风是实习生学习的楷模,会潜移默化影响实习生,这就要求带教教师有丰富的医学知识和良好的医德医风[1],医院重视并加强带教教师的职业培训,使带教教师认识实习管理的重要性,对自身在实习中发挥的作用加以明确,使带教教师端正自身态度,认真带动实习生进行临床实习[2]。

(二)加强实习生日常管理

狠抓劳动纪律,扭转一些实习生想来就来、想走就走的自由散漫作风。建立实习生请假销假制度并严格管理。各科室加强对实习生日常考勤管理,对违反医院规章制度的实习生及时上报教育管理部门,并及时对违反规章制度的实习生进行批评教育;实习生与实习生之间互相监督,有问题及时上报,及时解决。各临床科室及时记录实习生实习情况,督促实习生完成实习任务。

(三)开展岗前培训

实习生进入临床科室前,教学管理部门对所有实习生进行岗前培训,内容包括医院的设置和概况、医疗纠纷防范、医德医风教育、医疗文书的书写规范、无菌操作、医疗法律法规、传染病知识、职业行为与规范、职业素养等,教育实习生严格遵守实习管理制度和医院的各项规章制度,提高实习生的行为自觉性,增强实习生的法律意识,在临床实践中锻炼实习生的医德医风,尽可能杜绝实习过程中违法违纪的发生,并组织实习生观看临床操作技能影像资料,为进入临床实习打下基础。

(四)开展形式多样的教学

临床科室通过教学查房,指导实习生进行问诊、体格检查,归纳分析现有的检查资料,提出诊疗方案,培养实习生分析问题、解决问题的能力;通过教学病例讨论,指导实习生运用所学的知识,结合临床资料,学会诊断和鉴别诊断;定期开展学术讲座,让实习生了解医学新动态;各科室进行小讲课,通过针对性学习,培养学生良好的思维习惯。利用仿真模拟人,对实习生进行腰穿、骨穿、腹穿、胸穿、心肺复苏、气管插管等临床操作培训、考核,让学生掌握临床操作基本技能。病历书写是实习生最基本的技能之一,各临床科室由高年资医师进行一对一带教,由带教教师指导实习生的各种医疗活动及病历书写,并及时修改、指正。

(五)加强实习生出科考核管理

出科考试考核是检查实习效果、保证实习质量的重要措施。实习生每周完成一份完整病历,由带教教师修改签名,实习生出科前,各科室对实习生进行考核,包括理论考试、技能考核、病历点评,并填写实习生出科考核表。

【参考文献】

[1] 苏澎,徐通,许苹.日本医学教育模式对国内临床实习工作的启示与思考[J].成都医学院学报,2010,5(2):183-184.

[2] 刘倩雅,李兵.浅谈医院实习生管理的创新与改革[J].健康周刊,2017(29):127,138.

(黄锦欢)

二、预见性思维在临床护理教学管理中的应用

临床护理带教是护理教育的最后阶段,是护理实习生将理论与实际相结合的必经之路,是培养实习生进行实际工作能力的重要环节,临床护理带教质量的好坏,决定了实习同学在临床实习结束后能否顺利走上工作岗位,适应护理

的岗位需要。预见性护理主要是针对不同患者的病情展开的综合性分析及判断,通过所学知识分析并找出患者所存在或潜在的护理问题,给患者进行相对应的护理干预措施,从而有效进行护理风险防范。预见性护理意味着护理的思维具有前瞻性,也具有主动性和方法的科学性[1]。预见性思维涵盖了预见性、分析性、可能性、创造性及指导性等思维方式,通过对预见性思维培训可将预见性思维当中的思维方式应用在临床护理教学当中,使实习生在临床护理工作中变被动为主动,更好地适应临床护理工作,主动融入临床工作角色当中,从而提高实习生的病情观察能力、职业防护的能力,提高护理教学质量。本研究探讨预见性思维在临床护理教学管理中的应用效果。

(一)资料与方法

1. 一般资料

选取 2015 年 1 月至 2018 年 2 月到院实习生 200 人,按入科实习顺序用随机数字表分为观察组和对照组各 100 人,对照组采用常规带教进行带教;观察组自入科起,即将预见性思维融入整个带教过程中,观察两组在实习结束后考核结果。两组实习生一般资料方面没有明显差异,带教教师学历、业务水平、资历、带教能力等基本相近,$p>0.05$,无统计学意义,具有可比性。

2. 方法

两组实习生均在临床带教教师的带领下,进行一对一带教。对照组进行常规带教;观察组自入科起,即将预见性思维融入整个带教过程中进行培训。预见性思维的培训包括临床中对患者的病情观察,抢救时的医护有效配合,在抢救过程中对抢救仪器的适时使用,职业暴露防护预见性。在实习结束出科前,采用情景模拟病例讨论,对该批出科实习同学进行情景模拟查房考核。

3. 观察指标

在两组实习生实习结束前,对其接受的带教效果进行考核,考评项目主要有及时发现病情变化、适时的 CPR 抢救配合、多功能监护仪的正确使用、护理诊断的正确率、带教评价等,每项满分 100 分。

4. 统计学分析

所有数据采用 IBM SPSS23.0 统计软件处理,采用 t 值检验计量资料,以 $p<0.05$ 为差异有统计学意义。

（二）结果

对两组实习生的考核成绩进行比较，观察组考核成绩明显优于对照组，$p<0.05$，两组差异有统计学意义。见表4-1。

表4-1　两组实习生考核成绩对比

项　　目	人数	及时发现病情变化/分	适时的 CPR 抢救配合/分	多功能监护仪的正确使用/分	职业防护/分	护理诊断的正确率/%	带教评价/分
观察组	100	92.1±2.3	94.5±1.4	92.8±2.2	92.4±2.5	93.4±1.5	90.6±0.8
对照组	100	78.9±2.6	82.7±4.4	80.6±2.2	81.2±4.4	81.5±1.8	81.7±0.8
t	—	2.031 4	1.506 4	2.031 5	1.064 5	2.631 4	1.015 4
p	—	0.000 0	0.000 0	0.000 0	0.000 0	0.000 0	0.000 0

（三）讨论

预见性护理主要是通过科学手段来提高护理人员的观察能力，能够突出以病症护理为依据，主动对患者进行循环的评估和管理，在护理过程中实施稳健有序的救治[2]。同时也是人们根据事物发展的特点、方向、趋势所进行的预测与推理的一种思维能力，预见性思维通过对护理工作进行观察、综合分析、评价与预测，从多角度、多方面看待问题，提出防范措施，保障护理安全[3]。在临床护理带教中，预见性思维主要体现在对患者临床特征性表现的观察，对患者进行心理干预，帮助实习生分析在护理过程中患者所遭遇的潜在问题，在临床护理中主动为患者提供相应干预措施，有效解决可能发生而被及时干预的问题的思维方式。从而看出，加强预见性思维能力的培养，对于实习生来说，能够提高其在临床中对患者病情观察的能力，及时发现病情变化，在遇见抢救时能够进行医护有效配合，在抢救过程中正确使用抢救仪器，以及加强职业暴露防护预见性。

对于实习生预见性思维及病情观察能力的培养，是对护理认识的另一特殊表现，预见性思维具有前瞻性，它是临床实践当中不容忽视的一个问题。从临床实习角度来看，除了传授临床相关知识和技能外，还能使学生对相关病例进行讨论，能够引导实习生主动参与，针对患者病情变化和相关原因以及护理要点开展有效讨论,能够更好地发现问题,引导实习生进行积极思考,针对性地查阅相关资料解决问题,能在很大程度上培养实习生的开放性思维和评判性思维,使实习生成为护理活动的主要践行者,并且逐渐形成正确的临床思维[4]。

临床教学是一种实践性很强的教育,学生在学习过程中,大部分时间都需要与医护人员、病人及其家属打交道,有可能由于在临床中对患者的病情观察不到位,在遇见抢救时医护配合不和谐而导致时间拖延,由于在抢救过程中对抢救仪器不熟悉而延误疾病的救治,因此说明通过情景模拟病例培养实习生对疾病护理的前瞻性思维十分重要,所练即所得。

增强实习生的角色意识,不断提高自身素质。加强实习生职业素养的培养,体现于对患者的尊重及爱护,对工作的严肃认真,对自身的自信,将这种态度贯穿整个护理过程中提高护理质量。

综上所述,在临床护理教学中,将预见性思维能力的培训应用于临床,通过情景模拟病例的引导培训,让实习生更好地对某些疾病预见性分析问题,采取相应护理措施,提高了实习生在临床工作中的主动性和创造性,提高了临床护理教学质量。

【参考文献】

[1] 孙丽娟.护士长在临床护理教学质量控制中的管理作用[J].齐齐哈尔医院学报,2015,4 (13):245-246.

[2] 马立群,丁秀娟,翟洪英,等.护生实习积极性下降的原因分析与对策[J].中华护理教育,2015,4(1):301-302.

[3] 王银玉,罗金凤.预见性思维在护理管理中的应用[J].护理实践与研究,2007,4(4): 36-38.

[4] 陈玉华,王克华,荣淑英.运用新理念临床带教护理实习生[J].吉林医学,2015,4(2): 21-23.

(韦丹丹)

三、FTS 理念在高职护理"外科护理学"围手术期的教学实践

2001 年,丹麦 Henrik Kehlet 教授明确了快速康复外科的概念[1],即以循证医学为依据,将麻醉、术式、疼痛控制、营养支持、术后康复、护理等加以优化、组合达到降低应激反应、减少术后并发症、缩短住院时间、促进术后快速康复等目的的一门新兴学科[2]。外科护理学在教学"围手术期的护理"章节过程中存在

教学方法单一、运用流于形式等问题,由于严锦、王瑞兰、王继淘等研究[3],发现FTS组首次进水、肛门排气、肠蠕动、下床活动时间显著早于传统护理组,足以证明FTS理念在临床应用效果显著.故在此建议对影响学生把握的知识点进行整合,优化组合教学方法。笔者针对外科护理学围手术期章节教学的难点,进行科学、合理的教学设计,并结合多年临床教学实践,还又因机缘巧合在2017年9—10月广西某卫生学校兼任"外科护理学"围手术期内容教学工作。

(一)对象

将2017年度广西某卫生学校高职护理专业在读学生230人作为研究对象。采用随机方便抽样的方法分为对照组115人,实验组115人。其中实验组纳入标准:①完成200分钟的课堂听课任务;②课堂试验合格;③课后一周内完成并提交100篇护理文献摘要检索并完成一篇约为500字的总结。④听从学习组长指挥,制订学习计划和学习分数预测。排除标准:①按照对照组教案受教的学生。②没有完成实验组要求的学生。

(二)教学准备和实施方法

1.把握教材脉络、制订教学目标

两组教材统一为黄素梅、张燕京等主编[4]的中国医药科技出版社出版"外科护理学"第七章围手术期患者的护理内容,设定4个课时,每个课时为50分钟即共200分钟。内容包括手术前、手术后的护理、手术后并发症的预防及护理等。按照学校的课程设置、高职护理专业的知识结构和培养目标,制订教学目标:

①知识目标。能理解并复述围手术期护理的概念,手术前和手术后护理措施,知道术后常见并发症及处理措施。

②能力目标。能在快速康复外科理念指导下运用护理程序等对围手术期病人制订护理计划并有效实施,及时评价。

③情感目标。区分手术不同时期的病人特点,培养学生具有细心、耐心、理解、关爱与尊重病人的工作态度及团结协作精神。

(1)两组共同集体备课。备课时,分配好实验组老师和对照组老师。共同确定重点内容:术前和术后的护理,以达成教学目标。要求主讲老师按照教案授课,每次上课准备好电子版教案。两组教师提交教案,经教研组批阅后方可

授课。围手术期章节做一次课堂测试,由授课老师出题,导入学校考试平台。下发教学内容和课本、理论课程执行计划及新学期温馨提示(包括授课纪律、多媒体使用方法等)。

(2)实验组教师备课。自我介绍、让学生熟悉临床老师,并要求学生自己做学习计划和预测自己"外科护理学"的目标分数,并公示。课前建立实验组学习组长群,一名组长管理 10~15 名同学。在微信群里发放查询文献题目和如何查找课外文献的课件。课堂考核要及格,课后提交 100 篇护理文献摘要检索并完成一篇约为 500 字的总结。课后组长负责收集学习计划、分数预测和文献阅读的总结,在微信群中提交。

(3)两组课后要求。根据近五年来护士执业技术考试的真题出题。对照组老师随机出题,实验组则按照 FTS 理念相关的内容出题。

2. 教学方法

(1)对照组。按照标准教案完成课堂授课 200 分钟,采用近五年的护士执业考试真题课堂测试一次,最后进行综合考核。

(2)实验组。

①时间论证教学法。时间论证教学法是指以时间为轴线,用时间印证,引导同学进行临床思考训练。人的时间等于年龄,年龄是一种具有生物学基础的自然标志,一个人出生以后,随着日月流逝,年龄也随之增长,这是不可抗拒的自然规律。在讲解手术后患者护理时,以教学目标为纲领,教学过程为引导,教学目标设定融入 TFS 理念,带领同学进行临床思考训练。为达到教学目标设定,必须让学生置于时间的知识背景框架下,首先普及世界卫生组织对人的一生进行 5 个时间段的划分,运用查检表进行表示,查检表内容涵盖每个阶段的人需要怎么样的健康护理,在课文提及数字的地方,要与人的时间、寿命、年龄相连。举例说明:目前的患者绝大多数指年龄大于 18 岁的成年人,但患者的基础疾病和其选择的麻醉方式不同会使术后康复和准备时间变化,再例如围手术期时间约在术前 5~7 天至术后 7~12 天,FTS 理念的影响下,临床中手术前留给护士准备的时间短,术后患者的康复时间会提前至回到病房的 1~3 天内完成。课文中非胃肠道手术患者术前 12 小时禁食、4 小时禁水。这对术前检查评估全面并且选择椎管内麻醉和全身麻醉的成年患者是有效的。更换前提条件,例如把成人改成患儿,禁食时间会大大减少。

②典型临床案例分析法。知识的转化未来最终都能自如应用，因此吴种琪认为临床思维方法的养成[5]越来越受到教育者的关注和运用，拿临床案例进行分析，是培养学生知识从掌握到运用的途径。临床思维方法是指对疾病现象的调查研究、分析综合、推断推理的思维过程，因此形成认识疾病—判断鉴别—做出决策的逻辑方法。将教材中手术后患者体位和快速康复外科麻醉内容整合，利用时间论证法，完成临床思考训练，用一个女孩成长的故事完成临床案例的讲解。

案例：

一个女孩3岁时因寰枢关节半脱位而初次住院，再次住院是23岁时因车祸致颈椎骨折住院，然后是45岁时因骨质疏松症而住院，最后在80岁时因右股骨颈骨折而住院，最后死于肺部感染。

该女子在3岁、23岁、45岁、80岁时，在TFS理念影响下，其术前准备时间应该是多长？其术后恢复饮食的时间及康复时间又该如何？

③护士执业考试真题练习法。之前的两种方法，其实都是让学生养成临床思维，可是学生在校学习的真正目的是获得职业资格，这是必然的道路，也是学生在完成学校外科护理学学习任务后进入社会的第一重大考试，因此，指定五年护士执业考试真题并带详细答案辨析的题目进行练习，基本要求做围手术期章节练习题不少于100题。例题[6]例如：朱某，女，21岁，不慎右踝关节软组织扭伤，3天后来就诊，处理首选热敷。诸如此类题目，并如实告知题目处在全国研究生考试题目中，依据FTS理念，进行题目的自由切换，例如：年龄换成13岁，就诊时间在1周后，诸如此类，当学生们轻易拿下如此简单的题目，会下定决心提高学历，提高未来竞争力。

④查找文献教学法。查找文献法，是解决临床问题的工具，是科学的思考的结果。钟启泉[7]研究表明：能动学习是培养"思考者"。在临床工作中，护士的工作不仅仅是医嘱的简单重复的执行者，更多的是从护理学专业角度去思考，并有独立解决问题的能力，核心护理级别护理中根据病人病情和自理能力进行首提护理级别。所以临床需要的更多的是"思考者"，而不是应试教育的"记忆者"。文中提到深层学习的标准是在既有知识与经验的基础上，展开思考与链接，探索范式，持有现有的根据，及时准确做出结论，同时关注逻辑与议论，进行批判性探讨。因此，利用数据库查找相关围手术期的文章中关于手术后的

常见并发症,如出血、切口感染、切口裂开、尿路感染、肺不张、深静脉血栓形成,从而理解 FTS 对外科护理学的影响。通过中文数据库如中国知网、万方、维普数据库。以中国知网为例:输入主题"快速康复"或者"术后出血",时间选择2016 年 1 月 1 日到 2016 年 12 月 31 日。文献来源选择"护理",模糊检索到 104篇文章。这一百来篇文章的课后阅读,必然会让同学们更愿意复习书本中的基础知识。再例如:在 FTS 理念的影响下,文献:平均住院日时间短缩如同日间手术工作模式的建立[8]中提及的内容便是外科护理学中胃肠道的术前准备时间变得更加精细的详细说明。这就是回归课本内容,并让学生在今后见习、实习甚至工作中都能建立起科学的思维方法。

3. 教学评价

两组学生进行理论知识闭卷考试,题型包括单选题、多选题、名词解释、问答题和病例分析题,其中客观题包括单选题、多选题,占 30 分;主观题包括名词解释、问答题和病例分析题,占 70 分;试卷总分为 100 分。两组使用同一难度系数试卷。

(三)结果

1. 统计学处理

采用 SPSS 24.0 统计学软件对所得数据进行统计学处理,计量资料的比较采用 t 检验。检验水准为 $\alpha = 0.05$。

2. 结果

两组学生学习成绩比较见表 4-2。

表 4-2　两组学生学习成绩比较($x \pm s$,分)

项　　目	客观题	主观题
实验组	17.12±7.63	43.99±13.56
对照组	15.17±7.08	38.14±13.41
t	7.89	7.96
p	<0.05	<0.05

(四)讨论

(1)前瞻性教学举措收到良好的效果。通过这种教学设计,使学生从单一的接受式学习转化为接受与发现并重的学习方式[5]，课堂上能够积极参与讨论、争辩，课堂气氛活跃。在给 115 名高职护理专业在读学生授课后，双向教学效果评价为优秀，外科护理学考试￥实验组客观题与对照组相差不大，而主观题平均分比对照组高 15 分左右，达到预期的教学目标。综上所述，合理的教学设计能够将教学的科学性、知识性、思想性和艺术性有机地结合起来，在有限的时间内最大限度地提高教学效率，以最优的手段输出教学内容，提高教学质量。

（2）临床教师角色定位准确，传道任务艰巨，成果更为显著，要求不断提高自身知识系统，从实践再出发，回到理论进行二次腾飞。戎艳鸣、钱星、屠庆等[9]指出：双师资格教育是医院要重视的工作之一，同时也是学生护士职业生涯的自我实现。通过多途径、多层次的教学培训后，有力地证明了能有效提高护理临床"双师型"教师的教学能力，提升教学质量。

（3）本研究的不足在于实践时间短暂，同学对临床老师不熟悉，还会有部分同学不愿意配合老师的引导进行学习而排出实验组，评价工具选择过于单一，没有学生兴趣提升的评价。

【参考文献】

[1] Wilmore D W, Kehlet H. Management of Patients in Fast Track Surgery[J]. BMJ Clinical Research, 2001, 322(7284):473-476.

[2] Slim K. Fast-Track Surgery: The Next Revolution in Surgical Care Following Laparoscopy[J]. Colorectal Dis, 2011, 13 (5):478-480.

[3] 严锦, 王瑞兰, 王继淘, 等. 基于快速康复外科理念的肝癌患者围手术期护理流程应用[J]. 护理学杂志, 2014, 29(16):32-34.

[4] 黄素梅, 张燕京. 外科护理学[M]. 北京:中国医药科技出版社, 2013.

[5] 吴种琪. 医学临床"三基"训练——护士分册[M]. 长沙:湖南科学技术出版社, 2017.

[6] 娄红, 赵淑灵. 全国硕士研究生入学考试——护理综合应试指导[M]. 北京:第四军医大学出版社, 2015.

[7] 钟启泉. 能动学习:教学范式的转换[J]. 教育发展研究, 2017(8):62-68.

[8] 刘素针, 李继平, 郭晶, 等. 日间手术患者延伸服务模式构建与实践[J]. 中国护理管理, 2012, 12(9):5-7.

[9] 戎艳鸣, 钱星, 屠庆, 等. 护理临床"双师型"教学团队建设的效果[J]. 解放军护理杂志, 2015, 19(32):73-76.

（陆　丹）

四、PBL 教学法在老年专科护士临床带教中的应用研究

PBL 教学是指在老师的指导下,以发现问题、理解问题和解决问题为基础的医学教育新途径。其基本特点是以教师为引导,以学生为中心[1]。以临床问题为导向激发学生的学习兴趣,培养他们独立的学习能力。随着人口老龄化问题的日益加剧和人们生活水平的不断提升,医疗事业在迎来更为广阔的发展空间的同时,其专科护理服务质量被提出更高的要求,老年专科护理服务正面临全新的挑战,如何有效提升老年专科护士的综合素质与专业技能成为重要任务。专科护士是护理专业化发展过程中逐渐形成的高级临床护理工作者[2],为了促进我院老年专科护士的综合水平,提高老年专科护士的综合素质,加强老年专科护士在临床带教中的作用,使临床带教达到预期的效果与目标,本部分内容就 PBL 教学法在老年专科护士临床带教中的应用策略这一问题展开如下研究,对老年专科护理的基本概念、职能、作用以及具体的培养模式进行阐述。

(一)研究资料与方法

1. 一般资料

从我院 2017—2018 年老年专科实习护士中选择 26 名作为本次研究的观察对象,将其分为观察组与对照组(每组 13 名),其中,观察组实习护士年龄区间为 18—28 岁,大专学历的有 9 名,本科学历的有 4 名;对照组实习护士年龄区间为 18—28 岁,大专学历的有 8 名,本科学历的有 5 名。两组护生年龄和学历等一般资料不具统计学意义($p>0.05$)。

2. 研究方法

(1)临床带教导师的选择。本次研究中,临床带教导师是影响最终教学成果的关键因素,临床带教导师应选择持有老年专科护士资格证书的护理骨干,同时综合素质与专业能力应满足临床导学的实际需求。导师在充分掌握教学活动各个环节内容的基础上,还应拥有丰富的临床经验以及较强的科研能力。

(2)制订培训计划。专科护士根据掌握的老年护理专业知识对实习护士做以下培训:①明确老年专科护理的"五大原则",即强化情感沟通原则、密切关注老年病人生活规律变化原则、避免过度呵护原则、身心护理干预原则以及安全预见性护理原则;②系统培训老年综合评估,如跌倒评估、噎呛评估、压疮评估、步态与平衡评估,保证每一位实习护士均可以通过掌握的评估方法为患者制订

综合的治疗、康复和护理计划，以便为患者提供有针对性的干预措施；③强化对老年人吞咽障碍、跌倒预防护理、压疮护理的相关专业知识的认识；④掌握呼吸机、遥测心电监护仪的使用、气管插管护理以及气管切开患者的护理，提升实习护士的综合护理技能。

（3）培训模式的创新策略。两组培训教学的时间均为 8 周，其中对照组实习护士接受常规的临床带教方式，通过对导师建议的整合与研讨，决定改变传统的教学模式，对 13 例学员实施全程跟班分管患者的教学模式，以此来提升最终的教学质量与教学效率。观察组护士接受 PBL 教学模式，具体培训创新策略如下：①入科时与教学组长共同参与座谈会，根据学员自身的实际情况合理制订教学计划和相关培训规划，并且委派 2 名导师全程负责学员的跟踪指导，遵循"放手不放眼"的带教原则；②要求学员直接承担患者的护理任务，参与患者病史询问、动态评估以及护理问题的提出，随时了解和掌握患者护理工作的进展情况，这一过程中导师需要积极引导和督促学员进行自检；③适当简化 PBL 教学课程，每周实行一次护理疑难病例的集中讨论，总体可以分为护理问题的提出—组织集中讨论—总结评估—临床实践。

3. 统计学分析

借助 SPSS19.0 专业的统计学软件完成数据分析与处理工作，差异对比 $p < 0.05$ 时认为具有统计学意义。

（二）结果

1. 培训考核成绩对比

通过培训考核成绩对比可以发现，观察组学员的各项成绩均明显优于对照组（$p < 0.05$），差异具有统计学意义，详细数据见表 4-3。

表 4-3　两组培训考核成绩对比

项　目	人数	专科理论成绩/分	实践应用成绩/分	护理查房成绩/分
观察组	13	80.13±4.23	95.26±5.54	93.36±5.96
对照组	13	70.56±4.19	91.26±5.26	87.48±5.48
t		3.521	2.125	2.485
p		0.012	0.042	0.021

2.两组学员对于教学的满意情况

本次研究中,通过教学满意度问卷调查发现,观察组中一共 10 名学员对教学模式表示非常满意,有 3 名学员对教学模式表示满意,满意率为 100.00%。对照组中一共有 5 名学员对教学模式表示非常满意,有 5 名学员对教学模式表示满意,有 2 名学员对教学模式表示不满意,满意率为 84.62%。

(三)讨论

老年专科作为相对特殊的医疗环境,专科护士面对的都是年龄较大的患者,这些患者普遍具有病情复杂、病程长、病情发展快等一系列特征,对医疗服务以及护理服务的独立性、预见性以及责任性往往有着较高的要求,因此老年专科护士需要具备更高的综合素养与专业知识水平[3]。临床带教是当前老年专科护士培养工作中常用的教学模式,其中所应用的教学方式直接影响着专科护士培养的质量,决定着专科护士的理论水平、实践操作能力以及应急能力等。本次研究中,通过对两组学员专科理论成绩、实践应用成绩、护理查房成绩以及对教学模式满意度几项指标的对比发现,接受 PBL 教学法的观察组学员,其专科理论成绩、实践应用成绩、护理查房成绩以及对教学模式的满意度均明显优于接受常规教学的对照组。这一研究结果进一步论证了 PBL 教学法在老年专科护士培训中的应用价值。

综上所述,PBL 教学法在老年专科护士临床带教中的应用效果非常明显,可以有效提升学员的专科理论成绩、实践应用成绩以及护理查房成绩,同时在提高学员对教学模式满意度等方面也发挥着积极的作用,因此需要引起医院管理人员以及专科培训人员的高度重视。

【参考文献】

[1] 吴应峰.以问题为基础的学习与传统教学模式的比较[J].国外医学·医学教育分册,1995,16(3):1.

[2] 李春利.多媒体联合 PBL 教学法在先天性心脏病教学中的应用[J].中西医结合心血管病,2018(30):1-2.

[3] 余中琴,唐萍.临床导师制结合 PBL 教学法在危重症专科护士临床实践中的应用[J].现代医药卫生,2017,33(1):132-133.

(梁胜珍)

五、输血科医学检验专业学生实习教学的改革与实践

随着科技的发展和社会的进步,我国法律制度的健全、患者法律意识及自我保护意识的提高,传统的医学教学面临着更多的机遇[1]和巨大的挑战[2]。输血科实习是医学检验专业学生培养的重要环节,是理论知识与实践技能相结合并最终转化为工作能力的重要一步,其重要性不言而喻。但在实际教学工作中,因输血工作风险大,需要掌握的知识多,实习时间较短等,教学质量难以保证。多年来,我们针对存在的问题进行了一系列改革,收到了较好的效果。

(一)对象与方法

1. 研究对象

本研究经我院伦理委员会批准后施行,以 2011—2017 年昆明医科大学、大理大学、右江民族医学院、德宏职业学院、楚雄医学高等专科学校等 10 余所院校到我院实习的医学检验专业学生为研究对象。

2. 方法

(1)改进工作流程,适当调整实习时间,根据实习大纲制订教学计划。我院每年有医学检验专业实习生 40～50 人,学历层次不尽相同,有本科、专科,甚至有少数中专生。在输血科的实习时间也不一致,2 周、3 周、4 周不等,实习教学计划也有差异。2016 年科教科组织实习生与教师互评时,有一部分实习生反馈,实习时间短,教师不放手,学不到多少知识。针对存在的问题,从 2017 年起,科教科将医学检验专业在输血科的实习时间统一调整为 4 周,方便统一安排教学,制订更加详细、完整、实用的教学计划。按照由浅入深的教学思路,采用循序渐进的教学模式,常规情况下第一周主要是熟悉输血科的工作流程,掌握常用血液制品的保存条件(重点是时间及温度)和临床用途;第二周开始学习一些具体的实验操作,如血型鉴定、不规则抗体筛选、新生儿溶血病筛查、血栓弹力图仪检测等;第三周学习并参与临床沟通、危急值报告、交叉配血、核对发血等;第四周查缺补漏、解答疑难、考试考核。特殊情况下作适当调整。

(2)加强岗前教育,强化法律意识。实习生来院报到后,科教科会进行全院性的岗前教育,如医院的基本情况、规章制度、防护感染等内容。入科后输血科也要对实习生进行岗前培训,包括输血工作流程、风险防范、输血相关法律法规等内容。其中相关法律法规培训是重中之重,这些法律法规不但在日常工作中

要遵守,而且在检验技师资格考试和执业医师资格考试中都经常考到。

输血涉及的法律法规比较多,有《中华人民共和国刑法》《中华人民共和国献血法》《全国无偿献血表彰奖励办法》《医疗机构临床用血管理办法》(卫生部令第85号)《临床输血技术规范》等30余部,还有《特殊情况紧急抢救输血推荐方案》也是重点内容。我们选择相关内容进行培训。

(3)突破输血科实验项目少的束缚,在输血适应证、输血指征、输血不良反应、成分血的应用、疑难血型和疑难配血等方面花费一定的时间来激发学生的学习兴趣。由于输血科工作风险大,检验项目较少,学生动手的机会较检验科少,感到自身价值实现力度不够,从而影响了实习的积极性、主动性。针对这一问题,我们一方面做好学生的思想工作,另一方面加强输血科检测能力建设,让学生知道输血工作其实一点也不简单。如常规的血型鉴定和交叉配血就有盐水法、微柱凝胶法、聚凝胺法等,而且如果遇到疑难血型鉴定和疑难配血等特殊情况,不仅要及时与临床医生沟通,解决患者紧急情况下的用血问题,还须加做不规则抗体筛查、吸收放散试验、血型物质中和抑制试验、抗人球蛋白试验等来得出准确的结果并出具报告。此外,对于悬浮红细胞、洗涤红细胞、机采血小板、新鲜血浆、冰冻血浆、冷沉淀等成分血的用途、适应证及禁忌证也必须掌握。通过教师理论讲授和学生亲自实践双重途径激发了学生的学习兴趣。

(4)牢固树立主动服务和质量第一意识。输血科的实习教育除基本理论、基础知识、基本技能外,沟通能力的培养也是输血科教学实践的重要任务之一[3]。这就要求学生加强成分输血知识的学习,更好地把握输血指征,做到安全科学合理用血[4]。牢固树立主动服务意识,遇到特殊情况要及时主动与临床沟通,服务于临床。如Rh阴性血、疑难血型、急诊输血、疑难配血、输血反应检查结果等均应主动与临床沟通,按危急值报告。

每天做好室内质控,条件允许的学校要让学生体会我科参加临检的室间质评,加深其质量控制意识[5]。严格遵守SOP操作规程,从患者标本接收到血型鉴定,再到交叉配血及发血,都要建立和培养学生的"全面质量控制"观念,牢固树立质量第一意识。

(5)理论教学与实践紧密结合,提高动手操作能力。到输血科实习的检验专业学生,其输血相关基础理论知识相对比较薄弱,我们增加了相关理论课讲授,如输血相关法律法规、输血科职业暴露处理、ABO和Rh血型基础知识、血型鉴定原理及方法、正反定型不一致的处理程序、交叉配血和抗体筛选试验、新生儿溶血病及其实验室检测方法、抗人球蛋白试验、成分血知识及其临床应用、临床输血指征的掌握、输血前实验室检查及输血后疗效评估、输血不良反应及处理流程、大量用血和特殊紧急情况用血的适用原则、临床用血监督管理、输血科实验室质量控制、血栓弹力图检测、孕妇(准孕妇)血清抗体 IgG 效价检测、输血疑难病例讨论等。理论必须联系实际[6],让学生多动手,做到放手不放眼,重视提高学生的动手操作能力。

(6)利用自动化和信息化优势,培养学生的科研创新兴趣。随着计算机管理系统的广泛应用,输血全程自动化管理模式已经得到推广和普及[7],其地位和重要性不可替代,提高了避免血液过期等血液管理工作的效率[8],也为病例查找、筛选、数据统计和分析提供了便利条件,对培养学生的科研创新兴趣很有帮助。我们开展的科研工作都让学生参与进来,让其了解科研的流程、作用及地位。

(7)搭建平台,让学生讲课,丰富教学方式方法。为丰富教学方式方法,创造条件安排了一部分实习生讲课。每位同学自行确定题目,做好时长为 15 分钟的课件,经输血科教学秘书审阅合格后讲课。2017 年共有 14 名实习生参加讲课,讲课内容包括血型鉴定(3 名)、交叉配血实验(2 名)、成分血分类及应用(2 名)、新生儿溶血病(4 名)、抗人球蛋白试验(1 名)、血栓弹力图检测(1 名)、医院感染与正确洗手(1 名)。

(8)加强考核,查缺补漏,提高综合素质。实习学生在我院实习(离开输血科,在检验科或其他科室实习)期间,也要求参加输血科每个月组织的理论知识授课,理论课结束后进行定期或不定期的理论考核。带教教师在临床实际带教过程中也不定期考核学生与输血相关的各项实验室技能操作。通过理论成绩的结果反馈,教师针对学生普遍存在的问题进行集中、有针对性的讲授和答疑,对理论基础特别差的学生进行一对一的讲解和辅导。在输血科实习期间,学生不仅要学习理论知识和熟练掌握基本操作技能,而且还要注重培养与临床医生、患者及患者家属的沟通能力和处理紧急血型鉴定及紧急配血的应变能力,旨在提高综合素质,以便以后能更好地适应临床工作,为广大患者服务。

(二)结果

我院不断改进输血科对医学检验专业实习学生的实习带教流程,不断丰富教学方式方法,尽可能让学生参与整个教学活动,安排实习生讲课,学生反馈这一措施能加深自己对输血知识的理解、记忆,提高自己对输血工作的兴趣。通过一系列的改革和实践,学生自主学习和独立思考的能力得到提高,逐步将被动学习转化为主动学习。

充分利用自动化和信息化的优势,引导和鼓励学生参加科研工作,我们完成的 4 个科研项目、2 个科普项目以及在中文核心期刊、统计源期刊、省级杂志上发表的 9 篇科研论文都有学生参与,学生科研素质、质量意识、业务水平不断进步,对在输血科的实习有了成就感和自豪感。

科室全部教师都积极参与理论授课,授课水平有明显提高,其中参加输血、病理、检验教研室理论授课选拔赛获第一名 2 次,参加全院理论授课比赛获一等奖 1 次、优秀奖 1 次,参加广东医科大学理论授课比赛(临床组)获得一等奖 1 次,科室也因此获得全院"十佳科室"称号,其中 1 人也因教学和科研业绩突出而调到医院科教科主持工作。理论教学与实践教学的紧密结合,既提高了学生的专业理论知识和操作技能,又鞭策了带教教师加强学习,不断寻求突破,超越自我。

(三)讨论

我院是边疆少数民族地区一所三级甲等综合医院,输血科承担着昆明医科大学、昆明理工大学、大理大学、右江民族医学院、德宏职业学院、楚雄医学高等专科学校等 10 余所院校学生的实习教学任务。实习生人数较多,需要掌握的知识涉及面广,带教任务繁重,如果没有一套完整的教学体系,教学质量将难以保证。为此,我们的教学工作旨在提高学生的学习兴趣,让学生变被动灌输式学习为主动探索型学习,既保证了学生输血相关业务知识及技能的掌握,又让其学法懂法,远离医患纠纷。

1. 建立教师与学生互评机制,及时发现问题,及时整改

建立长效的教师与学生互评机制,有利于发现教学工作中存在的问题,如部分教师带教不认真、怕出事不放手,导致学生动手能力差,学生实习只是"打扫卫生",学不到多少知识。我们教学管理部门掌握情况后,针对存在的问题,及时督促整改,制订更加实用、详细、完整的教学计划,改进了工作作风和工作流程,效果明显。

2. 进行系统的法律法规培训,强化学生的法律意识,远离医患纠纷

输血科涉及的法律法规知识较多,提高学生法律意识意义重大。法律法规培训是岗前教育的重要内容,要深入浅出,有重点地进行,如《中华人民共和国刑法》第三百三十三条规定,"非法组织他人出卖血液的,处五年以下有期徒刑,并处罚金;以暴力、威胁方式强迫他人出卖血液的,处五年以上十年以下有期徒刑,并处罚金。有前款行为,对他人造成伤害的,依据本法第二百三十四条的规定定罪处罚。故意伤害他人身体的,处三年以下有期徒刑、拘役或者管制。犯前款罪,致人重伤的,处三年以上十年以下有期徒刑;致人死亡或者以特别残忍手段致人重伤造成严重残疾的,处十年以上有期徒刑、无期徒刑或者死刑。本法另有规定的,依照规定"。又如医疗机构临床用血违反《医疗机构临床用血管理办法》(卫生部令第 85 号)规定的,由县级以上人民政府卫生行政部门依照有关法律法规给予行政处罚;对直接责任人,由医疗机构及其上级行政主管部门酌情给予处分,情节严重,构成犯罪的,依法追究刑事责任。

通过系统的培训,强化学生的法律意识,让学生学会用这些法律法规为自己的工作保驾护航,远离医疗纠纷。

3. 突破实验项目少的束缚,提高检测能力,串联理论知识和基本实验操作,培养学生的学习兴趣

加强输血科检测能力建设,突破实验项目少的束缚,普及成分血的应用,了解一些少见的疾病的输血原则,让学生感受到输血医学的丰富多彩,提高兴趣而不断学习。例如:我们曾遇到一例类孟买血型,不仅要求值班老师及时做出 PPT 课件为学生讲授理论知识,还积极与临床沟通,请患者多抽几管血标本,让学生自己操作,从而感受到血型鉴定的不简单,意识到输血工作无小事,同时也学习到类孟买血型等特殊血型患者选用能配合的血液输注的重要性和必要性[9],熟悉在遇到 ABO 血型正反定型不一致时的处理流程。又如遇到抗-D 引起 Rh 血型系统的新生儿溶血病时,也让学生反复操作,了解 Rh 血型系统意外抗体的筛查以及对 Rh 血型系统引起新生儿溶血病的预防、诊断、治疗的帮助[10]。普及一些特殊输血方式(如自体血液回输的应用[11,12])和特殊检查项目(如血栓弹力图[13])对临床输血的指导作用。通过特殊病例的教学,串联理论知识和基本实验操作,培养学生的学习兴趣,让学生进一步掌握临床输血指征及输血反应处理等,不断积累经验,提高业务水平。

4. 加强与临床沟通，强化服务意识和质量意识

强化服务意识和质量意识，通过室内质控和室间质评活动，让学生了解质量是生命线。加强与临床沟通及协作，遇到特殊情况（如 Rh 阴性血、疑难血型、急诊输血、疑难配血等）应及时报告。工作中多用一份心，多核对一次[14]，做到小心、小心、再小心，谨慎、谨慎、再谨慎。

5. 教与学相互促进，实现教学相长

教师只有真正做到把理论灵活运用于实践，实践后再总结反思吃透理论，这样的带教才能真正提高学生理论与实践相结合的能力，学会用理论指导实践，用实践强化理论。教与学的相互促进，既加快教师自我超越的步伐，又培养学生的双向思维能力，实现教学相长。科室全部教师更是用头脑风暴的方式来为带教工作出谋划策，积极参与理论授课，授课水平有明显的提高，科室学习氛围更加浓厚。学生的实习满意度上升，教师们也有了成就感、自豪感和集体荣誉感。

6. 带领学生开展科学研究，培养学生的创新思维

利用自动化和信息化优势，带领学生开展科学研究，取得了丰硕的成果，如科研项目《游离试验在疑难血型鉴定和安全输血中的应用》获广西科技进步三等奖，《文山地区壮族苗族人群 ABO 血型分布及 Rh 血型三种抗原频率调查》获院长青年培植一等奖，《RhE 抗原检测及 RhE 抗原阴性者实施同型输血的可行性研究》获院长科技进步三等奖，《揭开血型与输血检验技术的面纱》获广西科普创作奖，《科学合理用血新理念和新技术的普及》获广西科学普及奖；科研论文《拟输血者感染性指标监测结果分析》《野生菌中毒多器官功能衰竭血浆置换效果分析》《临床输血申请单填写缺陷调查》《新生儿 ABO 血型抗体产生情况调查》《血型血清学诊断 ABO 新生儿溶血病的实验研究》《冰冻血小板与新鲜血小板临床输注效果比较分析》《抗人球蛋白试验阳性 34 例分析》《我院输血患者 RhE 抗原检测》《某院神经内科十年用血情况分析》等分别发表在中文核心期刊、统计源期刊、省级及以上杂志上。

学生既是这些项目的参加者，又是这些论文最早的读者之一，更是传播者和普及者。科研立题、检索查新、课题设计、数据统计、结题、论文撰写与发表、成果申报等流程，我们都对学生进行了系统的培训。这些内容的讲授和科研过程的参与培养了学生发现问题、分析问题和解决问题的能力，提高了学生的创

新思维和科研能力[15]，为他们今后走上工作岗位的专业定位和发展奠定了良好的基础。

7.丰富教学方式方法，激发学生的学习兴趣

搭建平台，丰富教学方式方法，让学生讲课，提高其语言表达能力和输血相关知识的掌握。针对学生学历层次不尽相同，培养目标也不完全一致，我们分层进行了分类指导，针对不同点进行带教[16]，部分学生实行导师制（根据学生的兴趣爱好而进行导师—学生双向选择）[17]，丰富了教学方式方法，激发了学生的学习兴趣[18]，让品学兼优的教师和学生脱颖而出，教师之间逐步形成团结、有序、合理的竞争，学生自主学习和独立思考的能力得到了体现，对在输血科的实习有了成就感和满足感，逐步将被动学习转化为主动学习。

8.严格考核，及时补齐短板

对带教教师、实习生进行双向考核，教师所带学生成绩优秀，推荐科教科无记名问卷调查中学生评价好、品德高尚、业绩突出的教师参加全院优秀教师评选，对带教业绩差者责令限期改正，必要时取消带教资格，并与绩效挂钩。在考核学生时，考核的目的是帮助学生端正实习态度，基础理论知识及操作技能都要进行考核，发现存在的问题，及时补齐短板。学生考核优秀者推荐参加医院优秀实习生评选；不合格者，指定专人辅导，直到补考合格方可出科。

综上所述，输血医学作为一门多学科交叉的新兴学科，在临床上受到越来越多的重视[19]，2016 年，经国家标准化管理委员会批准，我国输血医学正式被增设为二级学科，并设置了 6 个三级学科。相较欧美发达国家，我国输血医学起步较晚[20]，输血医学教育更是远远滞后于临床，在今后的工作中，将有大批输血专业毕业生来到医院实习，这便我们面临更加巨大的挑战。我们针对存在的问题，在医学检验专业学生实习教学的改革与实践中取得了一点点进步，但仍有很多不足，教师讲授的知识深度和广度有待进一步提高，学生自主学习的积极性也仍有较大的挖掘空间，科研水平更是需要大幅度提升。输血科医务工作者只有充分认识到输血科实习教学工作的重要性，不断总结、反思、学习和创新，才能培养出优秀的输血工作人才。输血科实习教学工作，我们永远在路上。

【参考文献】

[1] 苏俊武,廉京雷,王栋,等.大数据分析对提高医学教学质量的影响作用[J].中国医药,
　　2018,13(4):618-620.

［2］郭长存,罗贯虹,韩英,等.模拟医学教育在医学本科生临床技能教学中的作用［J］.中国临床研究,2017,30(7):993-994.

［3］文爱清,程芝灵,滕方,等.输血科实习教学沟通能力培养实践［J］.重庆医学,2015,44(30):4307-4308.

［4］卫志燕,许大巍.循证医学在临床输血学的应用［J］.实用医技杂志,2014,21(3):285-286.

［5］肖洁,李翠莹,朱国标,等.浅析输血科实习生需注重培养的几点意识［J］.国际检验医学杂志,2014,35(9):1228-1229.

［6］钟昌瑞,李玉闽,阙庆和,等.输血科检验医学生带教经验与体会［J］.基层医学论坛,2014,18(25):3432-3433.

［7］朱展鸿,李少文.关于输血流程全自动化改进可行性分析［J］.华南国防医学杂志,2016,30(9):603-605.

［8］周晔,葛春红,陈波,等.计算机预警在输血科的应用［J］.临床输血与检验,2015,17(2):184-185.

［9］谢进荣,吴维华,金月林,等.二例类孟买型血型的血清学鉴定及输血实践［J］.中国输血杂志,2017,30(9):1065-1066.

［10］赵倩,王振雷,何路军,等.Rh血型系统意外抗体致新生儿溶血病的实验室分析［J］.河北医学,2018,24(2):283-286.

［11］李晓峰,冯建宇,魏旭峰,等.回收式自体输血在体外循环下冠状动脉旁路移植术中的应用研究［J］.陕西医学杂志,2017,46(11):1542-1544.

［12］阮明军,郑峰,伊万里,等.三参通络汤配合臭氧自血回输治疗后循环缺血性眩晕的临床研究［J］.中国中医基础医学杂志,2017,23(12):1720-1723.

［13］王书锋,董晓峰,侯新芳,等.血栓弹力图在指导化疗后肺癌患者临床用血中价值［J］.中华实用诊断与治疗杂志,2017,31(6):565-567.

［14］于森琛,段梦夕,刘丽波,等.临床输血专业人才实习能力培养［J］.中国继续医学教育,2017,9(4):71-73.

［15］郭普,乔艳,张海涛,等.临床微生物学检验实习教学体会［J］.安徽医学,2016,37(10):1290-1291.

［16］刘娟,董磊,魏少平,等.输血科不同专业实习同学带教研究［J］.检验医学与临床,2017,14(14):2162-2163.

［17］吴志奇,张洁心,谢而付,等.导师制教学模式在医学检验专业临床实习中的应用［J］.国际检验医学杂志,2017,38(24):3494-3495.

［18］刘帅,彭小婉,胡丽超,等.输血科实习教学质量影响因素及对策的分析和探讨［J］.中

国民康医学,2016,28(10):100-102.

[19] 海菲,尹文.国内外输血医学教育初探[J].中国输血杂志,2016,29(5):535-538.

[20] 李瑞娟,葛镇华,张欢妍,等.医学检验专业输血科实习生带教体会[J].淮海医药,2015,33(1):106.

（杨文勇）

六、重视临床教学管理，提高教学质量

临床教学是医学教育中一个非常重要的环节,也是培养学生为毕业后的临床工作打下坚实基础的阶段[1]。加强教学管理,提高临床教学质量是培养高素质人才的关键。我院作为一所综合性三级甲等部队医院,在完成艰巨的训练任务和繁重的医疗任务的同时,也肩负着临床教学任务。所以在新形势下,该如何进行临床教学管理以提高临床教学质量,已成为医院关注的重点。

（一）党委高度重视，组织机构健全

医院党委高度重视临床教学工作,成立了以院长为组长、医务处主任为副组长的临床教学领导小组,直接领导临床教学工作;以副院长为组长的临床教学督导小组负责对全年教学工作进行督导与检查;医务处教学管理办公室具体负责医院教学工作的日常管理。

（二）制度体系完善，组织管理严密

（1）医院制订了《教学管理若干规定》,内容涵盖教学管理、临床带教、教学查房、临床讲课、临床教案、病历书写、出科考试、带教质量评价、实习人员综合评价及实习人员管理等多个方面,并在日常工作中严格执行。

（2）在组织管理上,①各教研室负责组织医生学习教学查房规范、教案书写规范、病例讨论流程,熟悉带教方法、医疗文书修改要求,不断提高授课教师的带教能力。②积极开展面向学生的科室小讲课、学术活动,制订了系统的教学管理工作表,体现在教学安排、教学实施和教学考核等各个环节。③各带教科室主任能够亲自承担带教任务,每周安排科室业务学习、科室大查房及病例讨论,并要求实习学生必须参加科室学习、院级学术活动及各教研组活动。④注重学生教学病历的书写,定期组织医院专家召开实习学生病历点评会议,不断提高实习学生的病历书写水平。

（三）积极加大投入，提升教学平台

（1）在师资力量平台方面:医院现有一大批高学历人才。教师中本科以上

学历者占总数的 36.7%,带教教员人数与实习学员人数的比例为 1∶1。

(2)在教学设施设备平台方面:医院现有军卫 I 号工程及远程会诊设备 3 套,院级培训电教设备 4 套。各科室均设有小教室(能容纳 30 人左右),配齐了电教设备;有两个院级学术中心(面积总计 2 000 m²,分别能容纳 400 人和 280 人左右);教学办设有 1 个小教室(能容纳 50 人)和 2 个示范教室(能容纳 30 人);医院图书室面积为 800 m²,现有纸质图书 19 492 册、纸质期刊 10 380 册、疾病知识总库参考书目 484 本、外文生物医学期刊 330 种,可进行中国知网 CHKD 期刊库、万方数据库检索,全院工作人员均可通过医院内网随时查阅。各类专科设置齐全,内科、外科、妇科、儿科、传染科床位占全院床位 98%,能够满足临床教学需要,每位实习生参与管理病床数均超过 8 张。

(四)规范带教流程,做到按纲施训

(1)根据学校的实习计划制订实习轮转表和讲座计划安排表,将教学工作纳入医院及科室年度训练计划,并纳入检查、评比范畴。

(2)定期召开各类座谈会,探讨教学、学生管理等方面的问题,并制订措施提高教学质量。

(五)加强自身培训,提高带教水平

医院每年有计划地选送技术骨干外出进修、培训;选送教学人员参加第三军医大学、南方医科大学、广西医科大学、桂林医学院、右江医学院等院校的教学培训班、教学年会;每年院内都有大批医务人员在职攻读各类学位;坚持每年对教学组长、教学秘书、教学骨干进行 2 次以上教育理论和专业培训;定期召开教师和实习人员座谈会,举办专题讲座交流带教经验,不断提高医院临床带教教师的教学水平。近年来,在院实习人员对教师的满意度均达到 99% 以上,在院病人对实习人员服务的满意度在 97% 以上。

(六)加强岗前培训,促进学生角色转变

学生进入临床实习,面对陌生的学习、工作环境,难免会产生压力和各种不适应。为了帮助学生尽快实现角色转变,学生入院后均要进行为期一周的岗前培训,培训内容主要包括医院院史、实习生管理规定、医院的各项规章制度、服务意识、医疗纠纷、医患沟通技巧、病历书写规范、医保知识、仪容仪表、临床基本技能等,让学生对医院的概况有所了解,同时明白严格执行各项规章制度和操作规程的重要性,分析在实习过程中发生差错的常见原因,实习期间该做什么,不该做什么,如何带着问题去实习,如何应对实习中出现的问题,尽快使学生适应新环境,完成角色转变[2]。

(七)加强安全管理,注重培养学生的综合素质

加强安全宣教,提高学生的安全意识,让实习学生做到严格遵守医院的各项规章制度,特别是《进修、实习人员手册》《进修、实习集体宿舍管理规定》。教学办采取每周下科查房、每月组长例会、重大节假日前安全防护、节后收心整顿等举措,重点关注学生在院期间的临床实习安全、院感安全、人身安全、生活安全及交通安全等。医院从接收实习生以来从未发生过一起不良事件,获得了医学院校和学生的广泛好评。

多年来的临床教学经验使我们深刻认识到,领导的重视、制度的完善、投入的增大、规范的管理等一系列措施对培养高素质医学人才具有极大的促进作用。

【参考文献】

[1] 王青蝶. 加强临床教学管理　提高临床教学质量[J]. 基层医学论坛,2015,19(7):971-972.

[2] 周启东,田德茂. 加强临床教学管理　提高临床教学质量[J]. 山东医学高等专科学校学报,2009,31(6):477-479.

(邓广平)

七、优知教学平台在实习教学管理中的应用

在我国传统教育观念中,教学被当作一项无法传授或培训的艺术,严重阻碍了教育教学事业的发展。在学生实习期间,带教教师往往工作任务较重,理论知识与实践教学同步进行,导致忽略自身教学技能的培养和提高[1]。优知教学平台是利用网络进行教学管理的新时代产物,在互联网大数据时代,网络的应用已经普及到普通大众的生活中[2]。本研究对优知教学平台在医学临床学生实习教学管理中的应用效果进行分析,旨在提高带教水平与教学质量,培养出更加优秀的人才。

(一)对象与方法

1. 研究对象

随机选取在我院实习的本科临床专业实习生127名作为研究对象,设对照

组（67 人）和试验组（60 人），两组实习生在年龄、性别构成、基础学历、在校成绩等方面比较，差异无统计学意义（$p>0.05$），具有可比性，不影响我院本次研究结果的准确性。

2. 方法

对照组选取 2016 年 6 月至 2017 年 6 月入我院实习的本科临床专业学生，在入科前进行岗前培训，按实习大纲要求手工排班，由小组长口头传达讲座通知，并进行临床实践操作示范，全程由教师进行授课示范和总结，教学交流主要是面对面交流或通过小组长传达。出科时进行理论、操作技能考核，由科室教学秘书统一命题、手工阅卷、操作考核。

试验组选取 2017 年 6 月至 2018 年 6 月入我院实习的本科临床专业学生，在对照组教学的基础上运用优知教学平台管理。

（1）优知教学平台构造。该平台分成教学管理中心平台、医务人员平台、学员管理平台三大模块。

（2）优知教学平台维护。优知教学平台系统安装后维护相应的功能：①基础资料：如科室、教师档案和实习生档案、教师权限设置等。其中实习类型根据实习大纲制订相应的轮转科室，主要包括内科、外科、妇科、产科、儿科、手术室、供应室等科室。科室实习生人数上限根据不同批次实习生人数调整，管理员可从平台上直观地看到实习生的分布情况，宏观调控实习生。②医务人员管理：全院临床带教教师信息、工作内容信息化填报、工作情况实时监管、科室情况全面掌握、教学发文统计、会议室预约、外出参会审批、年带教人数统计、带教质量统计等。③学员全面管理：包括个人基本资料、入科报到、轮转安排、家长通道、实习生理论和操作成绩管理、请假审批、会议扫码签到、师生互评等；重点管理教学任务和实习任务，其中教学任务由科教管理员设置，安排实习生实习期间的教学计划；实习任务根据临床专业临床实习内容的要求设定量化的实习任务。

（二）平台应用

（1）科教科教学管理员负责科室教学秘书、带教教师及实习生管理。

①对科室教学秘书进行统一培训，各科室教学秘书登录教学平台，维护教师档案，设置带教计划，查看实习生科室轮转安排，对入科实习生进行确认，动态查看实习生的分布与出勤；分配带教教师，开展教学活动和实习生出科

考核[3]。

②将实习生基本信息、家长信息导入平台，根据学校实习大纲具体要求进行自动排班，并公告排班表；公告各科室临床小讲课课程安排、教学查房安排、出科考核项目等内容。在讲座、教学查房前公告，以启发实习生课前预习理论知识并进行思考，课间问答互动，课后学生对知识的掌握更加牢固，整个教学过程更丰富[4]。

（2）实习生入院后通过手机扫描二维码或输入网址登录优知教学平台，查看实习任务，对教学活动和教师带教质量开展评价；出科时进行理论、操作技能考核，由科室教学秘书统一命题、阅卷、操作考核。

1. 观察指标

实验结束后，通过问卷的形式对实习生满意度、教师满意度及科室满意度进行统计分析，满分均为 100 分，分数越高表明满意度越高；并对实习生出科考核成绩进行比较，最后比较各组实习生出勤率。

2. 统计学

研究数据纳入 SPSS20.0 中整理分析，组间数据检验采用卡方检验或 t 检验，检验标准 $p<0.05$，差异有统计学意义。

（三）结果

1. 满意度对比

问卷调查结果显示，试验组实习生满意度、教师满意度及科室满意度均明显高于对照组，组间数据检验结果均有统计学意义（$p<0.05$），详见表4-4。

表 4-4　满意度对比

项　目	人数	实习生满意度	教师满意度	科室满意度
对照组	67	73.9±11.4	80.3±6.5	81.6±3.7
试验组	60	91.3±5.3	90.4±4.9	90.7±3.8
t	—	10.818	9.797	13.662
p	—	0	0	0

2. 考核情况对比

统计两组实习生考核及出勤达标情况发现，试验组学生的考核合格率及出勤率远高于对照组,数据比较差异较大,结果有统计学意义($p<0.05$),详见表4-5。

表4-5 考核情况对比

项 目	人数	考核合格率	出勤率
对照组	67	51(76.1%)	54(80.6%)
试验组	60	55(91.7%)	56(93.3%)
χ^2		9.008	7.107
p		0.003	0.008

(四)讨论

传统的教学方法过于死板,无法从理论知识中跳出,学生局限在书本中获取知识,却无法通过切身体会掌握相关要点。而利用网络平台则是将整个教学过程进行细化和分解,把原本复杂的内容通过细化和分解变得简单,教学内容先从简单的技能入手更加方便学生掌握,同时根据学生的实际情况制订教学培训计划。整个教学围绕一个中心目标进行,同时整体的教学方法具有可操作性和调控性,使教学过程在细化分类的基础上形成了完善的教学体制。通过网络化管理学员,随时了解学生的实习动向,系统化管理学生资料,方便带教教师随时与学生沟通,了解学生对知识掌握的情况,真正做到"因材施教"[5]。通过优知教学平台管理带教教师,统计年带教人数,通过师生互评,掌握各带教教师的带教质量。通过优知教学平台使教学工作更加便捷,减少了带教教师的工作量,提高了我院的带教质量,规范化管理实习人员。从本次对照研究结果来看,应用优知教学平台能够进一步提高实习科室、教师及学生的满意度,为学生以后的工作埋下了信心的铺垫,同时学生的考勤、考核合格率也有了明显的提升。

综上所述,优知教学平台的主要特色在于应用现代化技术科学管理学生,严格要求带教教师,提高带教质量,量化数据,方便整理分析。在今后的教学研究中,利用网络手段辅助是趋势所向,为培养出符合社会需求的高素质人才,优知教学平台具有一定的教学价值。

【参考文献】

[1] 宋茂芳,甘红霞,郭洪宇,等. 医院教学信息管理平台在护生临床实习中的应用[J]. 齐

鲁护理杂志,2017,23(2):110-112.

[2] 杨雍,苏楠,王炳强. PBL 联合 CBL 教学法在脊柱外科生产实习教学中的应用[J]. 医学教育管理,2016,2(2):454-457.

[3] 董思远. 微信平台联合以学生为中心的教学模式在胸外科实践教学中的应用[J]. 中国继续医学教育,2017,9(14):30-32.

[4] 吕儒雅,刘海霞,陈秋秋,等. PDCA 循环联合 PBL 教学方法在口腔本科实习教学中的应用[J]. 口腔材料器械杂志,2017,26(2):107-109.

[5] 王秀丽,牛占杰,邹秀丽,等. PBL 教学法在妇产科学临床实习教学中的应用与实践[J]. 中国卫生产业,2016,13(32):78-80.

（段科丽）

八、在临床技能教学管理中实施精细化管理的探索

提高医院临床技能教学水平和管理水准,改善学生自主学习的积极性,是实现以学生为中心、培养岗位胜任力的核心所在。我院在临床医学专业临床技能教学的实践工作中,从流程管理着手,打造学生自主学习的能力,将精细化管理理念与措施落实到医院临床技能教学过程中,取得了一定的成效。

(一)医院临床技能教学实施精细化管理的意义

为了提高临床医学专业学生的临床技能水平,我院以早期接触临床,加强临床技能培训,坚持临床技能 5 年不断线培养的技能教学体系[1]。目前,医疗市场竞争日益激烈,只有赢得群众的好口碑,才能使医院立于不败之地。我院作为右江民族医学院附属医院,肩负着救死扶伤和教书育人的双重使命,服务工作体现在医疗和教学的方方面面,是医院软实力的展示。医教相辅相成,教学相长。教学质量的优劣不仅关系到医疗质量、护理质量的提高,同时也影响学生和患者的切身利益。精细化管理归根结底是社会分工的精细化,通过技术手段,使人员责任到位,管理流程清晰简洁,工作结果追本溯源。通过精细化管理,促使医院临床技能教学进一步规范化、信息化、程序化,让医生工作轻松,教学效果好,让学生愉快学习,收获知识。在当今的社会背景下,精细化管理通过与"互联网+"的高效融合,给学生带来全新的临床技能学习体验,促进医院在教学模式上转变,在管理形式上创新,在自主学习流程上优化,提高临床教师教学效率和教学质量,带给学生良好的学习体验,达到学生想要的学习效果,从而推动医院医疗、教学工作和谐、稳定、快速发展,更好地为地方经济和社会发展

服务。

（二）医院临床技能教学落实精细化管理的举措

1. 推行预约学习、训练

在临床医学专业各年级学生中，推行预约学习和训练服务。临床技能训练中心实验室建立开放自主训练平台，网页预约后台管理，实行分时段预约训练，学生以 5~8 人的学习小组为单位，提前 3 天预约期望学习或者训练的项目、是否需要指导教师及时间段，预约成功所填的手机号码几秒钟后就会收到确认短信，学生于预约时间提前 10 分钟出示预约凭条，到申请的场地进行训练或者在自主训练平台自行学习。训练项目预约则根据学生的年级及教学进度、需要准备物品的情况开展预约服务，分为初级训练、中级训练和高级训练 3 个阶段。按照"循序渐进，逐步提升"的思路安排教学内容，分别安排第 2、3、4、5、6、7、10 学期进行五年不间断教学。

2. 完善自主训练平台

医院设置了专门的临床技能训练中心，有场地、专门的管理人员和优质师资，建设了临床技能中心网站，开辟了自主训练平台专区。有公共信息、场地申请、实验申请、训练项目汇总、历史训练项目、使用指南等，开放平台以调配教师、教学场地、授课学时。学生可以根据自己的学习需要选择训练项目，择优选择或者不选择培训教师。训练项目在教学中不断完善，人文技能学习包括医护人员执业素质和医疗纠纷的防范，其中医护人员执业素质包括 3 个学习内容：沟通能力、人文关怀、医德医风。医德医风的学习从其现状、成因、防范来引导学生树立正确的人生观、价值观、利益观；沟通技巧的训练模块则有实际操作训练和评价标准。这些内容需要学生去看、去体会、去模拟操作，通过网站自主学习建立理性和感性认识。临床技能训练项目包括内科、外科、妇产科、儿科、护理、急救、眼科、耳鼻喉科的基本技能训练和学习，如腹腔穿刺术的训练内容里，有实验介绍的理论知识、操作流程、操作视频、相关衍生知识、测试题。学生通过自主训练平台学习后，可以直接申请训练场地，开始实际操作训练，训练完毕，可申请教师进行考核评价，考核通过则完成这个技能操作的学习。自主训练平台可以让学生自由选择，多次重复学习，对知识的掌握更灵活；预约选择教师参与考试评价，体现形成性评价的灵活性；临床教师根据个人时间确定能否进行培训考核，多教师，多选择。

3.实行医疗和教学信息化管理

落实临床技能训练中心"一卡通"教学服务的方式,学生多次的学习经历可以在一卡通中显示,有助于教师掌握学生的学习及实操过程,减少教师重复授课的时间,提高教学效率。一卡通上附有我院微信公众号,学生可以通过公众号了解医院新闻,关注医院发展动态,还可以使用手机微信扫一扫功能轻松完成网上预约,快捷就诊。住院部实施患者病历的全电子化管理,医疗、护理、检验、影像资料均可以在科室的电脑终端进行记录、查询。开展医生诊疗及护理治疗的移动式查房工作,医护工作无缝对接,提高了对患者的诊治效率。通过构建医院信息化平台,实现了医技检查报告、检验数据、图文的网上共享,及时反馈危急值,分项目、分科室的危急值红色预警直接从科室电脑终端弹出,确保临床医生能迅速了解病患的检查结果和异常信息[2],对病患进行针对性处置。图文信息也可以用于临床教学,帮助学生书写病历、分析、诊断,建立临床思维。我院将出院服务做到人性化、细致化,公共信息短信平台会及时发出病患的出院信息,通过手机短信告知患者正在为其办理出院手续,出院材料由专门的护理人员送到患者手中,指导患者到结算中心办理出院手续。通过信息化管理,缩短患者平均住院日,体现医院的优质、高效服务,提高患者的住院满意度[3]。通过信息化建设,把教学活动和医疗活动统一起来。

4.做细培训与考核

临床技能教学主要是针对学生日后工作需要掌握的基本技能开展的,结合临床工作,做细培训与考核。如目前很多医疗纠纷都是医患之间知识结构不匹配、沟通不畅所导致的。我院将医患沟通作为重点内容纳入临床技能教学的培训体系,在临床床旁教学中教会学生实行医疗上首诊负责制,收治病人病情告知、入院当时处置告知、住院期间诊疗告知、大型检查费用告知、术前知情同意、术后病情告知、出院前沟通、出院后回访等形式,教学和医疗工作无缝接轨,使临床医学专业学生了解整个诊疗过程以及治疗后康复的注意事项。让学生学会耐心倾听、充分理解患者,从人性化、专业化的角度提出诊疗意见和建议,避免使用绝对性词句、过激性语气,不强行改变患者方的观点,尊重患者方意见,通过沟通以取得最合适的诊疗效果[4]。临床病例的床旁教学采用"一对一"或"一对二"的形式,1~2个学生配一个教师,多在实习阶段进行。通过对实际临床病例的管理学习,采用非标准答案的考试,让学生多练习,多处置,为其在以后的工作中从容自信地面对病患打下基础。

5. 与社区医院建立联合教学机制

通过前期走访调研，与社区医院签署合作协议，就医教联合协作提位升级、社区教学、全科知识进社区、医疗技术帮扶、社区教师队伍建设、远程会诊、医院文化等进行交流。对促进不同知识领域的医疗资源、教学资源共享，为学生掌握更全面的知识提供学习场所，为本区域的群众提供先进、优质的医疗服务，进一步构建两地分级医疗的急慢分治、双向转诊，助推两地群众健康事业。教学相长、医教协同，最终将以教学、医疗形式服务社会。

（三）结束语

社会的发展对医院医疗和教学工作提出了更高的要求，精细化管理促使医院将各项工作做细做实，同时也促进医院各方面工作质量提高[5]。医院的医疗、教学、科研都是内涵建设，其优劣决定了医院的品牌和影响力。在临床技能教学中落实精细化管理，完善系统、规范流程、因需而学、因材施教，必将提升医院教学水平，促进教学稳定发展，亦会为医院带来更好的经济效益和社会效益。

【参考文献】

[1] 黄月甘,施桂玲,谭佩芝,等.临床医学专业本科生早期接触临床的研究与实践[J].健康世界,2015,23(27):421-422.

[2] 李桂玲.精细化管理在医院管理中的应用[J].中国卫生标准管理,2016,(10):8-9.

[3] 李婧,胡光宇.DRGs在医院精细化管理中的应用[J].中国管理信息化,2016,(14):72-73.

[4] 周辉华,甘雨,张黎,等.精细化管理与提高医疗质量相关性研究[J].中国现代医生,2017,55(1):132-134.

[5] 张宏霞.精细化管理在医院管理中的开展效果观察[J].中国卫生标准管理,2016,7(21):12-13.

（莫雄革）

九、护理临床实习教学管理模式的改进措施与改进效果分析

护理是一门实践性较强的学科，因此临床实习在护理教学中占据着较为重要的地位，是护理实习生将理论知识与实践进行有效结合的重要途径，是护理实习生接触护士这一角色的启蒙阶段，同时也是对学生规范化护理行为进行培养的关键之处，所以需要有效的教学管理模式来对学生进行引导和培养。目

前,随着护理事业的不断发展,传统医院的护理临床实习教学管理模式已经不能满足当前的需求[1]。因此在本次研究中,我们旨在探讨护理临床实习教学管理模式的改进措施并分析改进效果,具体情况如下。

(一)资料与方法

1. 一般资料

选取 2017—2018 年我校护理实习生 30 名作为研究对象设为研究组,给予研究组护理实习生一系列教学管理模式的改进措施,另外选取 2017 年改进措施实施之前的 30 名护理实习生设为对照组,其中研究组学生男生 2 名,女生 28 名,年龄在 19—22 岁,平均年龄为(20.5±1.5)岁;对照组学生男生 3 名,女生 27 名,年龄在 18—21 岁,平均年龄为(19.5±1.5)岁;对学生的年龄、性别等一般资料进行对比分析,结果显示,差异无统计学意义($p>0.05$),具有可比性。

2. 方法

(1)完善临床实习教学管理组织。首先建立"护士长、科室总带教、科室分带教"的横向教学管理模式和"护理部教学组、内外科总带教、科室总带教"的纵向教学管理模式,将两个教学管理模式有效结合,建立一个立体的教学管理组织架构,从而可保证医院护理教学目标能层层分明,并将教学计划层层落实,层层监督教学质量。

(2)完善临床实习教学管理制度。相关人员首先应制订各级人员教学职责、优秀带教护士的评选标准、临床带教护理资格的准入标准、实习护理实习生的管理制度、关于临床实习护士的带教管理规定;其次需要及时对各年度的实习教学通知和规定进行更新,对实习轮转表进行合理安排;对带教护理资格的准入以及质量考评进行严格把关,公平、公正、严格地执行奖惩制度,保证实习工作制度化、规范化以及常态化,同时也保证临床实习带教护士的带教工作能够有据可依,从而保证教学质量;最后还要将护理实习生的姓名、年龄、学校学习情况及获奖情况等一般资料,以及考核成绩、培训记录、教员评价、不安全事件情况、病患的反馈等实习资料进行完善并归入档案[2]。

(3)加强带教队伍建设。采取公开竞聘、资格审核以及自愿报名的方式选出优秀的带教护士以及教学组长,建立一支优秀的护理带教队伍。定期组织人员进行培训,保证带教队伍具有过硬的专业技能及知识,具备良好的综合素质及扎实的带教能力,同时具备较强的责任心,从而保证临床教学质量。

（4）改变教学模式。由于护理临床教学会由于科室、病患的不同而产生一定的差异，存在一定的随机性，可将分散教学和集中教学进行有机结合，即在分散教学中除指定必须完成的典型、常见病例的临床带教教学任务外，医院相关带教人员可参照实习目标，打破科室之间的界限，取消各科室固定的每月一次护理实习生必须参加的教学查房以及理论授课规定，整合医院的相关资源，安排所有的护理实习生参与统一的医院护理理论课学习以及教学查房，从而避免相同科室同一内容的反复带教，同时还能避免带教护士由于重复相同内容导致教学积极性以及教学质量的下降，并确保实习学生的带教内容具有均衡性[3]。

（5）提高教学方式的灵活多样性。目前，随着病患维权意识的不断提高，护理实习生的临床实践机会逐渐变少，医院的传统临床护理实践教学模式无法保证护理专业学生拥有足够的实践机会；随着"模拟教学"的不断深入，护理临床带教中可将标准病患引入实习教学中，同时构建逼真的临床护理模拟环境，制订相应的教学规定以及考查流程，围绕标准病患开展护理实习教学工作；同时可将讨论式教学法、案例分析教学法、以问题为基础教学法、行动导向教学法等较为常用的教学方法纳入医院护理的临床教学实践中，从而进一步保证医院实习护理实践教学质量[4]。

（6）健全临床实习教学的动态评估机制。为了对医院实习护理实践教学质量以及护理实习生的实际表现进行全面了解和掌握，可构建带教护士和护理实习生的双向考评、动态考评以及机关考评的评估机制。首先，应将原先的带教护士评估护理实习生的单向考评体制进行调整，将其更改为带教护士和护理实习生的双向考评，并实行无记名互评方式，通过科室实习带教评价表以及临床实习科室的综合表现考评表对带教护士以及护理实习生的实际教学效果进行真实反映，有利于及时发现问题并采取措施进行调整[5]；其次，动态考评主要是将"过程管理"理念引入实习教学中，与原来的终结性考评进行有效结合，在实习带教中保证每周、每月都有具体的教学任务，保证周有重点、月有计划的教学评价体系，有利于对护生的实习情况进行动态观察并及时进行调整；最后机关考评主要是考评和审查科室的实习计划落实情况以及各科室的医院实习护理实践教学质量，同时将其纳入科室的综合考评中，与科室的奖金挂钩，有利于教学任务的切实落实[6]。

（7）建立带教护士和护理实习生的交流平台。保持带教护士和护理实习生之间良好的沟通,才能及时了解教学情况以及护生的实习情况。医院相关领导可每月召开一次临床实习教学组长会议,将学生提出的意见以及建议进行反馈,大家一起分析讨论相应的处理措施,由带教护士向学生转达最后讨论出的结果,针对无法较好地解决的问题,要及时与护理实习生进行沟通,取得他们的谅解。

(8)持续质量改进。采用 PDCA 循环法对护理实习教学质量进行监督管理,同时针对最后的结果定期开展一次医院实习护理实践教学质量控制会,对每个阶段的实习教学工作进行总结,分析存在的不足,并及时提出有效的改进措施,无法及时调整的留待下一轮解决。

3. 观察指标

对两组学生的考核成绩、招聘录用率进行比较分析。

考核成绩判定标准:90~100 分为优,80~89 分为良,79~60 分为及格,60 分以下为不及格。

4. 统计学方法

采用 SPSS20.0 统计学软件对本次研究中获得的数据进行处理,计数资料组间比较采用 χ^2 检验,计量资料以($\bar{x}\pm s$)表示,组间数据比较采用 t 检验,$p<0.05$ 时差异具有统计学意义。

(二)结果

1. 对比两组学生的考核成绩及招聘录用率

护理临床教学管理模式改进后,研究组的学生成绩优良率为 80%,招聘录用率为 83.3%,对照组学生的成绩优良率为 63.3%,招聘录用率为 66.7%,研究组的成绩优良率以及招聘录用率玥显高于对照组,差异具有统计学意义($p<0.05$),具体数据分析见表 4-6。

表 4-6　比较分析两纽学生的考核成绩及招聘录用率

项　目	人数	优	良	及格	不及格	优良率	招聘录用率
研究组	30	15(50.0%)	9(30.0%)	5(16.7%)	1(3.3%)	24(80%)	25(83.3%)
对照组	30	8(26.7%)	11(36.7%)	7(23.3%)	4(13.3%)	19(63.3%)	20(66.7%)
χ^2						6.865	7.348
p						0.009	0.007

2. 对比两组学生的理论成绩及操作成绩

护理临床教学管理模式改进后,研究组学生的理论成绩及操作成绩明显高于对照组,差异具有统计学意义($p<0.05$),具体数据分析见表4-7。

表4-7 对比两组学生的理论成绩及操作成绩

项 目	人数	理论成绩	操作成绩
研究组	30	92.34±7.62	93.42±7.21
对照组	30	81.51±6.54	83.66±6.25
t		5.907	5.602
p		0	0

(三)讨论

由于护理专业的规范性以及专业性较强,所以护理临床实习是至关重要的一个环节,而以往医院的护理临床实习教学管理模式已逐渐不适用于现在的护理临床实习教学工作的开展,同时随着相关医学临床实习规定的实行,医院临床实习教学模式进行了相应的改进。目前由于多数医院的临床实习教学工作多注重自身经验的传授以及知识的教导,对于学生自身实践能力、发现和解决问题能力的培养较为缺乏,以致多数护生无法将实践与理论知识有效地结合起来,导致"学用分离",护生适应时间较长,实习完毕后,医院录用率较低。由此可以看出,对医院的实习护理临床教学模式进行改进是必然的趋势[7]。

目前大部分医院护理部并未建立完善的临床实习教学管理组织,导致护理临床实习的教学工作无法顺利开展,同时也无法保证临床实习教学工作能够落实到位;医院护理部的临床实习教学管理制度尚不完善,带教护士以及护理实习生在实习过程中无法做到有据可寻,导致实习教学工作缺乏监管,不能保证医院实习护理实践教学质量[8];同时当前护理临床实习还存在着实践教学模式单一,缺少完善的医院实习护理实践教学质量评估机制等不足之处。因此,我院通过对护理临床实习教学模式的改进进行初步探索发现,完善护生实习档案、构建健全的临床实习教学管理组织,可及时掌握护生的实际实习情况,同时可为医院科室的招聘以及选拔优秀护理实习生提供较为可靠的依据[9];制订动态评估机制,可对带教护士以及护理实习生的教学任务完成情况以及医院实习护理实践教学质量进行双向掌握,同时也能对双方起到一定的约束和鞭策作用,保证实习医院实习护理实践教学质量;通过对教学模式进行有机结合和适当改进,可提高护生的学习积极性,同时也能提高带教护士的教学水平,确保医院实习护理实践教学质量;对教学质量采用 PDCA 循环法进行检查和管理,有利于及时总结和发现护理临床实习中存在的问题,将存在的不足放入下一个循环中进行改进[10]。本次研究结果显示,护理临床教学管理模式改进后,研究组的学生成绩优良率达到 80%,招聘录用率达到 83.3%,而对照组学生的成绩优良率为 63.3%,招聘录用率为 66.7%,研究组的成绩优良率以及招聘录用率明显高于对照组,提示通过对护理临床实习教学管理模式的改进,能够提高护生的操作技能以及理论知识水平,同时还能提高护生毕业后的招聘录用率。

综上所述,护理临床实习是护理教学中的关键环节,是护生由学校进入社会的重要转折点,同时也是其将理论知识与实践结合从而转向独立工作的关键,因此护理临床实习教学质量的优劣对护生今后的工作有着较大的影响,对临床实习教学管理模式进行改进,对护生全面掌握护理理论知识及操作知识、提高其综合能力有着重要的意义。

【参考文献】

[1] 王浩,王亚丽.急诊护理实习临床带教中的常见问题和改进策略分析[J].世界最新医学信息文摘,2016,16(28):206,210.

[2] 张秀英.临床护理实习教学质量改进模式的实践与效果[J].养生保健指南,2016,11(28):27-27.

[3] 韩红雨.临床护理教学存在的问题和相关措施研讨[J].医药前沿,2016,12(33):336-337.

[4] 司桂荣.持续质量改进在神经外科护理带教中的应用[J].饮食保健,2017,12(27):184.

[5] 王巧,邵林霞.护理实习生临床带教中存在的问题及对策[J].健康之路,2017,16(4):140-141.

[6] 崔红云.浅谈急诊科临床护理教学管理的模式和体会[J].心理医生,2016,2(34):178-179.

[7] 梁元卿,钏新,施晓芬.品管圈在 PICU 护理实习生教学效果提升中的应用[J].中国保健营养,2017,5(10):166.

[8] 童敏.护理临床实习教学管理模式的改进与效果[J].国际医药卫生导报,2016,22(1):145-146.

[9] 王春霞.持续质量改进模式在儿科优质护理服务管理中的实践效果分析[J].中国卫生

产业,2016,13(15):139-141.

[10] 李娟,唐兰,赵庆华,等. PDCA 循环在护理实习教学管理中的应用[J]. 继续医学教育,2017,31(2):29-31.

（葛　静）

十、巧用 Excel，提高临床教学管理工作效率

作为教学医院和右江民族医学院非直属附属医院,近年医院接收的实习生日益增多,教学管理部门要面临学生众多、需汇总分析大量数据、大量重复操作,而工作人员相对缺乏、工作强度大的问题。Excel 是一款功能强大的数据管理软件,只要善于利用其数据管理分析以及图表处理功能,构建基于 Excel 的临床教学管理体系,对教学管理将起到事半功倍的作用。我探讨了以 Excel 作为临床教学管理的设计与研究平台,在实习生个人数据管理、轮转专业安排、自动化阅卷及成绩管理、临床实践教学问卷调查、科室或教师工作量统计方面实现了操作简便,统计快速的目的,极大地提升了教学管理工作效率。

教学管理工作离不开学生信息管理、学习计划制订、过程管理、考核评价、工作量(绩效)统计。Excel 软件包含许多特殊性质的函数,其中有排序、求最大值、求最小值、求平均值、求和,以及和数学相关的三角函数、财务函数、逻辑函数、条件函数、日期和时间等高级函数,能满足办公人员完成各种高难度的办公任务[1]的需求。Excel 的函数具有很强大的运算功能,在相关函数中运算的公式具有广泛性、科学性、系统性的特点,可以对各种烦琐的运算工作进行方便、快捷的处理[2]。

流程与功能设计如图 4-1 所示。

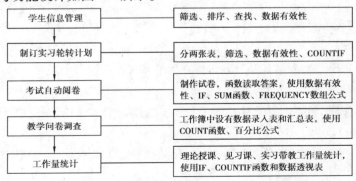

图 4-1　教学管理系统流程与功能设计

下面针对教学流程的 Excel 管理进行介绍。

(一)学生信息管理

我院一年接收来自近十所院校,十多个专业 500 名左右学生实习,学生学校及专业不同,实习报到时间不同,实习时间不同,如果对学生信息进行分开造册登记的话,不便于快速查找、统计、实习评定等。而全部放在一个工作簿中,就很容易实现上述功能。工作簿中包括了实习生名单、学生良好表现、查岗记录等。而实习生名单这一工作表里包含了学生所在学校、专业、电话、考试考核记录、违纪记录等。通过 Excel 中的筛选、自定义排序、查找、替换功能以及 VLOOKUP 函数,可实现快速查找和统计学生信息,如图 4-2 所示。

| 右江民族医学院 | 临床医学 | 潘× | 男 | 2015/3/9 | 2016/2/5 | 47 | 133676670! |

| 2015-2016实习生名单 | 2015轮转表 | 科室统计 | 同学统计 | 良好表现 | 查岗记录 | 调课通知 | Sheet2 |

所在学校	专业	姓名	性别	实习时间(起	习时间(1	实习月	联系电话	培训信	培训(	技能考核	技能操作	内科学
右江民族医学院	临床医学	张××	男	2015/3/9	2016/2/5	47	1877×××798	62	82	85	85	
右江民族医学院	临床医学	曹×	男	2015/3/9	2016/2/5	47	1827×××418	68	78	87	85	0
右江民族医学院	临床医学	陆×	男	2015/3/9	2016/2/5	47	1567×××106	68	92	82	80	67
右江民族医学院	临床医学	陈××	男	2015/3/9	2016/2/5	47	1877×××917	60	89	85	80	53
右江民族医学院	临床医学	韦××	男	2015/3/9	2016/2/5	47	1827×××774	74	91	90	90	05
右江民族医学院	临床医学	黄×	男	2015/3/9	2016/2/5	47	1877×××840	62	78	85	91	60

图 4-2　学生信息系统截图

(二)制订实习轮转表

由于学生众多,来院实习报到时间不一,安排不当可导致某个时段某科室人满为患,而其他科室一名实习生也没有。为使学生分布相对均衡,每次制订实习生轮转计划都要耗费教学管理人员大量的时间和精力。如果采用 Excel 设计实习轮转计划表和各科室接纳人数监控表,就能及时发现科室实习生分布不均的问题,如图 4-3 所示。

图 4-3 为轮转安排表,为保证录入科室的标准统一,用数据有效性进行设置,采用下拉箭头选择科室,大大提高了填写数据的准确性,如图 4-4 所示。数据系列来源于工作表"科室统计! A4:A124",如果输入不规范,则禁止输入并弹出出错警告,如图 4-5 所示。

另建立一个表对每周各科室所接收的实习生人数进行自动统计,采用的是条件计数函数数组公式。如果每个科室实习生人数超过 5 人,则通过条件格式设置使单元格数字显示为浅红填充色深红色文本(见图 4-6),提醒管理人员进行调整。

		字体				对齐方式			数字	

C32　　fx　韦彩新

	A	B	C	P	Q	R	S	T	U	V
2015年实习生轮转表										
学校	专业	姓名	13	14	15	16	17	18	19	
			六月	六月	六月	六月	七月	七月	七月	
			01~07	08~14	15~21	22~28	29~05	06~12	13~19	
广西中医药大学赛名新医药学院	中医	韦×	泌尿外	泌尿外	烧伤肛肠	烧伤肛肠	胃肠肝胆	胃肠肝胆	心胸外	
广西中医药大学赛名新医药学院	中西医结合	韦××	呼内	呼内	神内	神内	内分泌	内分泌	肾内	
广西中医药大学赛名新医药学院	中西医结合	韦××	针灸	推拿	针灸	推拿	针灸	推拿	针灸	
广西中医药大学赛名新医药学院	中西医结合	农××	呼内	呼内	神内	神内	内分泌	内分泌	肾内	
右江民族医学院	临床医学	张××	感染科	感染科	康复科	康复科	创伤骨科	创伤骨科	脊柱骨病	
右江民族医学院	临床医学	曹×	感染科	感染科	康复科	康复科	创伤骨科	创伤骨科	脊柱骨病	

图 4-3　实习生轮转表截图

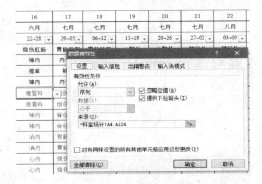

图 4-4　实习生轮转安排表截图

六月	七月	七月	七月	七月	七月
22~28	29~05	06~12	13~19	20~26	27~02
烧伤肛肠	胃肠肝胆	胃肠肝胆	心胸外	心胸外	神经外
神内	内分泌	内分泌	肾内	肾内	心电图
推拿					
神内					
康复医学科					
康复科					
神内	脊柱骨病	脊柱骨病	胃肠肝胆	胃肠肝胆	烧伤肛肠

图 4-5　实习生轮转安排表截图

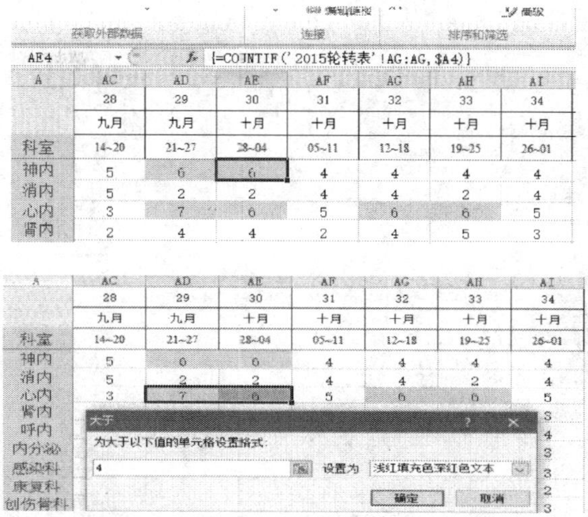

AE4 {=COUNTIF('2015轮转表'!AG:AG,$A4)}

A	AC	AD	AE	AF	AG	AH	AI
	28	29	30	31	32	33	34
	九月	九月	十月	十月	十月	十月	十月
科室	14~20	21~27	28~04	05~11	12~18	19~25	26~01
神内	5	6	6	4	4	4	4
消内	5	2	4	4	2	4	4
心内	3	7	6	5	6	6	5
肾内	2	4	4	4	4		

A	AC	AD	AE	AF	AG	AH	AI
	28	29	30	31	32	33	34
	九月	九月	十月	十月	十月	十月	十月
科室	14~20	21~27	28~04	05~11	12~18	19~25	26~01
神内	5	0	0	4		4	4
消内	5	2	2	4		4	4
心内	3	7	6	5		6	5
肾内							
呼内							
内分泌							
感染科							
康复科							
创伤骨科							

大于

为大于以下值的单元格设置格式：

[4]　设置为　[浅红填充色深红色文本]　[确定] [取消]

图4-6 实习生轮转安排表截图

(三)考试自动阅卷和成绩分析

我院实习生在实习过程中必须经过二次阶段性考试和一次实习结业考试,对于教师而言,阅卷以及考试成绩分析工作量大,且教师不容易了解学生对考试的知识点的掌握情况。对此,我们利用 Excel 设计了一个自动阅卷表格。只要事先做好框架,在框架中输入每个学生的答案,Excel 就能自动计算出每个题目的得分,并能汇总学生的总分,对考试合格人数、合格率、平均分数等进行分析。此外还可以算出题目的出错率,并以红色标志进行警示,提醒教师加强该知识点的培训。在自动阅卷设计中,试题评判使用了 IF 函数,函数格式为:IF (Logical,Value_if_true,Value_if_false),此处 Logical 为输入答案单元格与答案所在单元格比较,如果条件为真,在得分状态中得 1 分(自行设定分值),否则得 0 分;对多项选择题,如果少选也给分的话,在 Value_if_false 中可以用嵌套函数,然后根据批改状态给出得分:全对得满分,少选且无错误选项得 1 半分,只要有一个错误选项则得零分,如图4-7所示。在单选、多选、判断评改中,由于输入方法不同,柜应批改方法也不同;填空题只要在作答单元格直接输入答案即可(见图4-8),批改方法同基本数据序列;简答题由于情况比较复杂(见图4-9),没有办法智能判断,只能人工批改。

D95 | fx =IF(D2=$C2,1,0)

	A	B	C	D	E	F
1	题号	题目	正确答案	张仕飞	张英隆	梁江平
2	1	1. 问诊正确的是	d	d	d	d
3	2	2. 在诊疗同意制度中，如果病人方面的意见不统一，医师应当以谁的意见为准	b	b	b	b
4	3	3. 有关病历的描述，不正确的是	c	c	c	c
5	4	4. 对病程记录的时间要求，不正确的是	a	a	d	d
6	5	描述主要症状的特点，不包括	c	c	e	a
7	6	6. 系统回顾的重要性不包括	d	d	d	d
93						
94				张仕飞	张英隆	梁江平
95	1	1. 问诊正确的是	d	1	1	1
96	2	2. 在诊疗同意制度中，如果病人方面的意见不统一，医师应当以谁的意见为准	b	0	1	1
97	3	3. 有关病历的描述，不正确的是	c	1	1	1
98	4	4. 对病程记录的时间要求，不正确的是	a	1	0	0
99	5	5. 描述主要症状的特点，不包括	c	1	0	0
100	6	6. 系统回顾的重要性不包括	d	1	1	1

图 4-7　考试自动阅卷截图

	A	B	C	D	E
	题号	题目	正确答案	张仕飞	张英隆
74		尽管引起休克的原因很多，但休克发生的始动环节是 、 、 3个方面。	非血量急剧减	0	1
75			周血管容量扩	0	0
76			心尖搏动	1	1
77		内容有___心尖搏动_____、___震颤_____、___心包摩擦感_	震颤	0	1
78			心包摩擦感	0	1
79			入院记录	1	1
80		病历记录中应另立专页的有___入院记录___、___出院记录___	出院记录	1	1
81		、__转入(接收)记录__、__死亡记录__、__教授查房及大	入(接收)记	0	0
82		会诊记录_____。	死亡记录	0	0
83			查房及大会诊	0	0

图 4-8　考试自动阅卷截图

题目	正确答案	张仲将	唐丽云
四、病史采集(20分)			
1. 发病诱因：有无呼吸道感染，使用镇静剂等。(2分)		2	2
2. 咳嗽的性质，声调，痰的性状，有无痰中带血，喘息的特点。(4分)		2	3
3. 意识障碍的程度，出现的时间，有无抽搐。(2分)		2	2
4. 伴随症状：发病前有无发热，恶心、呕吐等。(4分)		2	2
5. 发病以来的一般情况：饮食情况，睡眠大小便情况等。(2分)		2	2
6. 诊疗经过：是否就诊过，相应的辅助检查所见及结果，应用过何种治疗及效果。(2分)		1	2
1. 药物过敏史及外伤手术史。(2分)		1	2
2. 与该病有关的其他病史：有无心脏病、高血压病、糖尿病病史，有无其它肺病及肝病史。(2分		1	1
总分		65	78
选择题		43	48
多选题		2	6
是非题		7	8
病史采集		13	16

图 4-9　考试自动阅卷截图

利用 SUM 函数或公式进行分数统计及成绩分析，或按照标准化考试模式完成试卷分析与评价，而且还能用漂亮的图表表示，如图 4-10 所示。

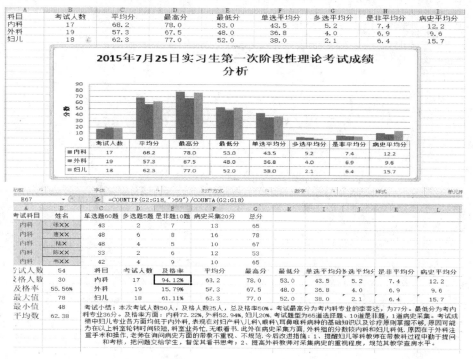

图 4-10　分数统计及成绩分析截图

（四）临床实践教学问卷调查

学校每学期要开展两次临床实践教学问卷调查，由于学生众多，如果采用人工统计的话，将耗费大量的时间和人力。我们也利用 Excel 强大的统计功能来实现繁杂的调查工作。首先在调查工作簿中建立两个工作表，一个是统计表（见图 4-11），一个是汇总表（见图 4-12）。统计表中先根据优、良、一般、差 4 个等级分别录入"1、2、3、4"，随后通过 COUNTIF 函数进行汇总分析。

（五）教学工作量统计

教学工作量统计包含临床实习带教时间统计，教师承担理论教学、见习带教工作量统计，并根据工作量发放课酬和绩效奖励。我们采用 IF 嵌套函数和数据透视表，快速准确地进行课时统计（见图 4-13）、课酬统计（见图 4-14）和临床实习带教时间统计（见图 4-15）以及教学绩效统计。

6-2017上学期医院临床实践教学问卷调查表	医院总体满意度	老师带教质量	老师医德医风	带教态度	入科教育	教学查房次数	教学查房效果	科内小讲课次数	科内小讲课效果	常传授理论知识	常示范技能操作
	优1；良2；一般3；差4	优1；良2；一般3；差4	优1；良2；一般3；差4	优1；良2；一般3；差4	有1；大部分2；部分有3；没有4	1次/月 1分；1次/周 2分；1次2周 3分；没有4分	优1；良2；一般3；差4	1次/月1分；1次/周2分；1次/2周3分；没有4分	优1；良2；一般3；差4	经常1；一般2；偶尔3；从未4	经常1；偶尔2；从未4
问卷4	3	3	3	2	1		2	4	4	2	2
问卷5	3	3	2	2	3		1	2	4	3	3
问卷6	2	1	1	1	1		2	2	1	1	1
问卷7	1	1	1	1	1		2	1	1	1	1
问卷8	2	2	1	1	1		2	2	1	2	2

图 4-11　临床实践教学问卷调查表截图

C3　=COUNTIF(统计表!$B:$B,"1")

2016-2017上学期医院临床实践教学问卷调查汇总表

序号	内容	优	良	一般	差	总票数	满意率
1	对医院总体满意度	59	40	9	0	108	91.67%
2	对带教质量总体满意度	56	41	13	0	108	89.81%
3	带教老师医德医风	76	24	9	0	108	92.59%
4	带教老师带教态度	67	35	8	67	108	94.44%
5	进科室时有无入科教育	59	26	15	6	108	78.70%
6	教学查房次数	59	20	10		108	73.15%
7	教学查房效果	31	49	21	0	108	74.07%
8	科内小讲课次数	39	23	18	14	108	57.41%
9	科内小讲课效果	23	45	13	3	108	62.96%
10	带教教师是否经常传授理论知识	77	13	16	1	108	83.33%
11	带教教师是否经常示范技能操作	72	19	14	1	108	84.26%
12	带教讲解及操作示范满意度	64	32	9	1	108	88.89%
13	出科理论考试	68	11	16	1	108	73.15%
14	出科技能考核	68	12	14	2	108	74.07%
15	教师修改医疗文书	76	1	20	1	108	71.30%
16	老师出具出科鉴定	66	13	16	3	108	73.15%
17	您认为实习期医疗文书的书写	24	62	13	0	108	79.63%
18	您在实习期间的技能操作	10	54	28	8	108	59.26%

图 4-12　临床实践教学问卷调查表截图

S2　=N2*IF(R2="教授",60,IF(R2="副教授",50,IF(R2="讲师",47,45)))

班级	组别	类型	学时	系数	军	课时	授课内容	科室	授课教师	职称	课酬
5-6班	合班	理论	2	1.2	1	2.4	颅内压增高和脑疝	神经外科	陆××	副教授	120
5-6班	合班	理论	2	1.2	1	2.4	绪论，女性生殖系统生理	产科	吴××	副教授	120
5-6班	合班	理论	3	1.2	1	3.6	心肺复苏术、多器官功能障碍综合征	急诊科	乃××	教授	216
5-6班	合班	理论	2	1.2	1	2.4	妊娠生理、妊娠诊断	产科	潘××	副教授	120

图 4-13　教学工作量统计截图

总之，Excel 功能非常强大，只要设计合理，不需掌握高深的 VBA 语言，仅采用几个常用而简单的函数，即可让我们在教学信息管理中事半功倍，从而提高工作效率，让我们在教学过程中对各种信息的收集及整理都更加科学化、规范化。

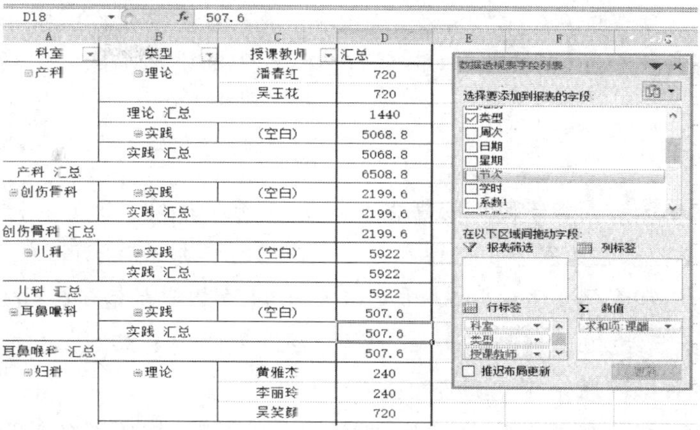

D18 507.6

科室	类型	授课教师	汇总
产科	理论	潘春红	720
		吴玉花	720
	理论 汇总		1440
	实践	(空白)	5068.8
	实践 汇总		5068.8
产科 汇总			6508.8
创伤骨科	实践	(空白)	2199.6
	实践 汇总		2199.6
创伤骨科 汇总			2199.6
儿科	实践	(空白)	5922
	实践 汇总		5922
儿科 汇总			5922
耳鼻喉科	实践	(空白)	507.6
	实践 汇总		507.6
耳鼻喉科 汇总			507.6
妇科	理论	黄雅杰	240
		李丽玲	240
		吴笑静	720

图 4-14　教学工作量统计截图

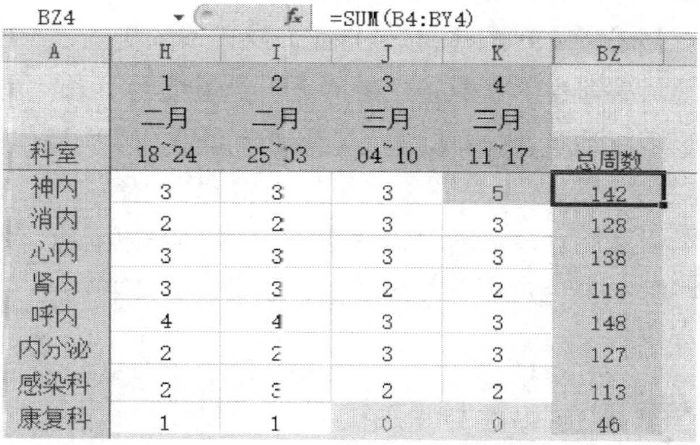

BZ4 =SUM(B4:BY4)

A	H	I	J	K	BZ
	1	2	3	4	
	二月	二月	三月	三月	
科室	18~24	25~03	04~10	11~17	总周数
神内	3	3	3	5	142
消内	2	2	3	3	128
心内	3	3	3	3	138
肾内	3	3	2	2	118
呼内	4	4	3	3	148
内分泌	2	2	3	3	127
感染科	2	3	2	2	113
康复科	1	1	0	0	46

图 4-15　教学工作量统计截图

【参考文献】

[1] 段悦. Office Excel 软件在办公自动化的有效应用探讨[J]. 电脑编程技巧与维护,2017,(10) 68-70.

[2] 胡晓敏. Office Excel 软件在办公自动化的有效应用探讨[J]. 山东工业技术,2015,(18) 35-36.

（梁　健）

十一、"互联网+"临床实习教学基地管理模式的思考——以右江民族医学院为例

临床实习是医学生将理论知识与临床实践技能操作相结合的重要阶段,医学生的实习效果直接影响到医学人才培养的质量。为此,优化临床医学生的实习教学基地的管理模式,对保证临床医学人才培养的质量十分重要。本部分内

容以右江民族医学院(下称"右医")为例,旨在思考我校在临床医学实习教学基地的管理模式上如何与"互联网+"深度融合,不断提高临床实习教学基地的管理能力。

(一)现状

1. 学校临床实习教学基地的特点

目前,学校供临床医学生进行实习。实习的教学基地共有 44 家,分布在广西、广东、云南和贵州 4 省区的 23 个县市。这 44 家教学基地中,有教学医院 31 家,实习医院 7 家,非直属附属医院 5 家,直属附属医院 1 家。

2. 教学基地同质化管理亟待加强

由于教学基地较为分散,地理位置和地域的差异,造成了各教学基地之间的教学管理和教学质量存在着一定的差距。教学基地如何进行同质化管理是学校主管部门亟须思考的问题,同时也是在新时代下的机遇。

3. 教学基地对实习生的党建工作有待进一步规范

实习生在很多教学基地(医院)中,在党建方面作为特殊群体存在。在实习期间,由于已经是党员的学生没有将组织关系转到实习所在地,有些医院主动将党员实习生纳入医院党建活动中,有些医院由于种种原因而"忽略"了党员实习生。同时,在实习生当中,还有一些是预备党员和入党积极分子,参与教学基地的党建活动就更少了。

(二)思考与建议

1. 加快基于"互联网+"的临床实习教学基地管理平台建设

互联网技术可以有效促进教学管理、教务管理、学生管理、校园管理等各领域各环节教育管理信息的互联互通,从而减少不必要的人力、物力和财力损耗,促进学校管理和服务自动化、快捷化、个性化和智能化[1]。学校主管部门要将现代信息技术与临床实习教学基地管理进行深度融合,要从管理实际出发,架构基于"互联网+"的临床实习教学基地管理平台,主要采用 B/S 结构(Browser/Server,浏览器/服务器模式),通过互联网将公布在 23 个县市的教学基地连接起来,从而实现统一管理。管理平台主要包括①教学基地模块:各教学基地基本信息、承担教学任务的能力、教学设备保障情况等;②人员模块:教学管理人员、带教教师信息、实习生个人信息等;③教学管理模块:实习计划安排、实习生轮转安排、实习教学活动安排和记录、实习生考勤等;④评价模块:教师—学生互评、学生—学生互评、成绩评定与分析等；⑤实习生党团建设模块：实习生党团活动建设、党团知识园地、交流讨论区等。

2. 建设教学基地联盟

对于临床实习教学基地分布在 4 省区 23 个县市的现状，学校根据国家现行的《普通高等学校本科专业类教学质量国家标准》等"标准"来制订符合我校实际，又适宜在不同区域医院的临床实习教学基地建设细则，使用这一细则来重新审视临床实习教学基地，从而发现问题和不足，通过直属附属医院与非直属附属医院共建带动全部教学基地执行这一细则，形成学校的教学基地联盟，为教学基地同质化管理提供保障。

3. 临床实习中期检查新方式

（1）开创"线上"检查模式。根据建设的管理平台，在"线上"检查各教学基地的管理情况，以及阶段教学汇报等，通过这一手段来及时了解各教学基地的教学动态，检阅各教学基地是否按照人才培养方案中的实习大纲进行教学管理。这样能及时发现"部分实习医院教学管理不规范，教学环节执行不到位"[2]的情况，从而及时对发现的问题进行整改。

（2）坚持"线下"实习教学检查。临床实习教学中期检查是我校一直坚持开展的优良教学传统。检查活动每年至少 1 次，由学校领导或各二级学院院长带队，各专业专家、学生辅导员和教学管理人员组成检查组到各教学基地去检查，通过与医院领导、教师代表座谈和实地走访的方式检查教学基地教学管理、教学活动，了解基地的教学管理能力、临床带教能力。并通过对学生进行理论考试、实践技能操作考试和座谈来全面了解学生的思想状况、临床实习情况、生活情况等。

（3）优化"线下"检查方案。传统的临床实习检查，是领导带队到每一家医院去检查。优化方案是按教学基地所在地划分"片区"，每家基地抽取一定数量的专家与学校派出的检查组一起联合检查，通过检查达到基地之间交流学习、共同进步的目的。

学生的考核，理论笔试部分将全部采用"线上"无纸化方式进行。实践技能考核要逐步建立起标准的 OSCE（客观结构化临床考试），并应用于临床医学生的实习中，要将医学人文、临床思维与实践操作技能深度融合。考试完成后，要及时将考试结果反馈给学生，让他们清楚地认识到自己对知识掌握的程度。

4. 加强对实习生的思想引领,强化党员意识

习近平总书记在全国高校思想政治工作会议上指出,要运用新媒体技术使工作活起来,推动思想政治工作传统优势同信息技术高度融合,增强时代感和吸引力[3]。学校学工部门加强与实习教学基地沟通,充分运用"互联网+"的平台,通过"线上"的方式来指导实习生在实习阶段进行党课学习,不断锤炼自己的思想。同时,通过成立实习生临时党支部来改变实习生党建工作不规范的状态。通过学校与教学基地的共管,实习生党员的组织生活将得到有效的保证,教学基地将党组织生活融入医德医风、医学人文教育中,从中强化党员意识,让他们在实习生中真正起到先锋模范带头作用。

(三)结语

新时代的到来,国家层面高度重视医学教育,对加强临床教学改革出台了一系列文件,如《关于医教协同深化临床医学人才培养改革的意见》《关于加强医教协同实施卓越医生教育培养计划2.0的意见》等文件都对我国医学教育改革和医教协同提出了新的要求。基于"互联网+"的临床实习教学基地管理平台建设,线上线下协同服务于临床实习教学基地管理,势必创新出更符合新时代要求的实习教学基地的管理模式,为学校的人才培养目标——"培养'下得去、用得上、留得住'的高质量应用型医学人才"提供保证。

【参考文献】

[1] 张岩."互联网+教育"理念及模式探析[J].中国高教研究,2016(2):72.

[2] 廖天保,梁凯芬,周雪飞.右江民族医学院临床医学专业实习教学与管理现状研究[J].管理观察,2016(25):115-117.

[3] 教育部.把思想政治工作贯穿教育教学全过程开创我国高等教育事业发展新局面[EB/OL].[2016-12-08].http://www.moe.edu.cn/jyb_xwfb/s6052/moe_838/201612/t20161208_291306.html.

(杨尚霖、韦忠恒)

十二、医学生临床实践技能和综合能力培养的探索——以右江民族医学院为例

医学是一门实践性很强的学科,如何培养学生的创造思维和实践能力已成为现代医学教育的重要出发点和归宿。医学生临床实践技能包括对临床疾病的诊断和处理能力,综合能力是指具有人文知识沟通能力。实践教学是培养合

格临床医师的重要和必要途径,也是医学教育的重点和难点。传统的教学方法以传授知识为主,而且多以大课讲授的方式进行,学生被动地听,教学方式单一,实践与理论教学联系不紧密,学生的创新精神与实践能力培养不足。近年来,医学招生规模扩大,医疗卫生体制不断改革,医患关系越来越复杂,患者依从性差,造成学生临床实践的机会越来越少。目前医学生中普遍存在基础理论不够扎实、动手能力差、基本技能差、临床思路欠清晰等问题。医学生的实习通常安排在第五学年,最后几个月的实习期间又面临着考研复习、忙于应聘,对临床实习造成不良影响。2016 年,我国教育部和原卫生部颁布了《本科医学教育标准-临床医学专业(试行)》[1],对医学教育提出了更高的要求。随着国家执业医师资格考试制度的不断完善,医学生必须获得执业医师资格才能行医。因此,基于本科医学教育新标准的医学生临床教学的改革势在必行。培养医学生的临床实践技能和综合能力尤为重要。

（一）目前国内外医学教育标准的共性趋势

1999 年国际医学教育组织(IIME)制订了"全球医学教育最基本要求"[2-4]。对医学生的临床技能提出了明确要求,如采集包括职业卫生等在内的相应病史资料;进行全面的体格和精神状态检查;进行临床思维,确立诊断和制订治疗方案等。《本科医学教育标准-临床医学专业(试行)》的通知中,对医学生知识、技能目标也做了具体要求。《中华人民共和国执业医师法》(以下简称《执业医师法》)以法律形式确定了我国实行医师资格考试制度。该法的实施不仅给医院和从业医师带来了巨大影响,也对医学教育起到了导向作用。《执业医师法》规定医学生考试合格方能取得执业医师资格。执业医师资格考试是全国统一考试,包括实践技能考试和医学综合笔试,统考的成绩无形中将成为衡量医学院校毕业生素质和能力的一个参数,这将促进医学院校更加注重教学质量,所以提高医学生实践技能和医学综合知识,不仅对执业医师考试,对将来从事临床工作都极为重要。

国内外实践教学改革的趋势是:突出基本技能、基本能力、创新意识的培养,内容强调综合化,基础与临床结合。早期接触临床,可以改善医学教育理论与实践脱节的情况,让医学生在实践中增加感性认识,增强责任感,训练与患者交流的能力,激发学习兴趣,培养主动获取临床技能的意识[5-7]。诊断学课程一开始即安排学生进入病房,接触临床、接触患者,了解医院组织机构、医生角色、工作流程、人际交流技巧等。

（二）对医学生临床实践技能培养的改革

如何提高医学生临床理论及实践能力，使之能顺利通过执业医师考试，是目前国家及各个医学院校最为关注的问题。目前国内对医学生能力的培养重点在于对模拟试题的复习和练习，因此不能从根本上有质的飞跃。国内对临床医学生临床理论和实践能力的研究很少或者只是集中于某一点。

针对执业医师考试中实践技能考试和医学综合笔试两部分，分别采取不同的方法以提高医学生实践技能和医学综合知识水平，从而提高通过率，最终服务于临床，有益于社会。通过采用多种方式对医学生进行实践技能培养和强化，目的不仅是验证医学基础理论、基本知识，更重要的是对医学生进行基本技能的训练和科学思维及临床实践能力的培养。

1. 调整教学计划

通过对现行理论教学中教学计划的调整，紧紧围绕执业医师考试范围，调整现有不同课程的教学计划，以符合考试大纲，调整和安排理论考试模式、题型，以便于与执业医师考试题型一致。建立题库达到考教分离；通过临床教学阶段的教学计划、教学内容和教学方法的改革，优化教学资源；引入 PBL 教学法、以临床病例为主导的教学法以提高教学效果；融合临床医学基础课与临床课，以便于医学生临床理论知识的掌握；创建临床技能多重强化培训与考核系统，提高医学生的实践技能。

2. 实习前强化培训

对学生进行实习前教育，主要介绍医院的情况、实习期间的注意事项和应该遵守的纪律，以及病历的书写、病史的询问、处方和医嘱的书写，同时对学生进行临床技能强化培训及考核。在临床技能培训中心，利用模拟器具强化基本功训练，如心脏的望、触、叩、听，血压的测量，外科的洗手、穿手术衣，外科的换药、拆线、打结和缝合，开放临床技能培训中心，增加学生的动手机会，并予以考核，直至学生较熟练地掌握这些基本技能，使他们一到实习医院就能很快适应当地的环境并发挥作用。编写临床实习手册，其内容和形式与国家医师资格考试衔接，要求学生掌握实习手册所规定的内容，以便接受期中实习检查和毕业前检查。

3.实习过程全面掌控

监控实习基地毕业实习带教质量,加强实习医师临床技能培养,完善实习规范性文件,严格毕业生的技能考核。实习中,将医学生毕业理论考试内容分解,按实习计划分四次实施毕业理论考试,与出科理论考试相结合。设置临床实习中期实习教学检查,附属医院、教学医院进行检查,内容包括教学查房,听课,召开院方、学生座谈会,广泛听取各方意见和建议,扬长避短,提高实习质量。

4.毕业前培训

增设综合素质培训,如就学生的就业、医患沟通、医学相关法律等问题开设各种讲座。临床技能强化培训与考核,针对执业医师资格考试的相关要求,并按照执业医师考试内容和形式,对学生临床基本操作技能进行强化培训和考核。通过培训和模拟考试,使学生的综合素质,对社会的适应能力及临床基本操作技能都有所提高,特别是熟悉了国家执业医师考试的形式和内容,有利于将来顺利通过国家执业医师考试。

5.调研市场

以提高临床实践技能为本位,根据市场需求,不断调整专业培养目标和教学内容。每两年进行一次专业调研和毕业生跟踪调查,深入社会、医院进行调查研究,了解专业岗位群的具体要求及发展趋势,并介绍我院的专业调整方案和对策。每年至少召开一次专业指导委员会会议,共同确立和调整专业培养目标和人才培养规格,不断调整培养体系,解决教学和管理中存在的问题。

(三)对医学生临床实践技能培养的改革

医学教育的根本目的是为社会提供优质的医药卫生人力资源。加强医学教育质量,是培养高质量人才、为人民提供更好的卫生保健服务和构建以人为本的和谐社会的需要。为此,加强医学生人文综合素质的培养尤为重要。当医学生进入医学院学习之时,通过讲座和临床医学导论等课程,明确和理解医生的职责是救死扶伤,解除人类之病痛,助健康之完美,要珍视生命,关爱患者,具有人道主义精神;将预防疾病、驱除病痛作为自己的终身责任;将提供临终关怀作为自己的道德责任;将维护民众的健康作为自己的职业责任。在课堂教学中始终将医学素质教育贯穿其中,使学生认识到医学职业的基本要素,包括基本道德规范、伦理原则和法律责任,从而培养追求正确的职业价值观,具有责任感、同情心、诚实、正直以及严谨的科学态度。通过临床医学导论等课程及临床见习、实习前培训，加强医学生沟通能力的培养，使他们明白要得到患者的理解信任，首先要具有良好的医德。医德是医术发挥良好作用的基础，是指导和支配医护行为的灵魂，是提高医疗质量的前提[8]。同时设置相关的人文课程，这些课程包括医学伦理学、医学心理学、卫生法学、医学发展史、循证医学、人际关系与沟通技能、医学思维与创新、大学生创业就业指导等，通过这些课程的教学，提高学生的人文修养和综合素质。在临床带教中使学生认识到良好的医疗实践取决于在尊重患者的前提下医生、患者和患者家属之间的相互理解。

在带教中结合临床病例，对医学生进行提问，一是可以了解学生对知识和技能的理解和掌握程度，二是督促学生检查知识的不足加紧学习。临床上遇到特殊疑难病例，通过教学查房，师生一起检查患者、讨论病情，适当诱导启发，让学生发表自己的观点和看法。通过提问和病例讨论，使学生有兴趣、有意识地去学习，不断提高，从而培养了学生的自我调整能力。在学生实习结束毕业之前增设综合素质培训，就学生的就业、医患沟通、医学相关法律等诸多问题开设各种讲座。以基本素质培养和技术应用能力为主线，建立专业教学培养体系，构造相应的素质和能力培养模块课程体系。深入研究医学教育的共性要求，促进专业教育课程体系的改革。设置临床医学进展、临床研究方法、英语网络自学等课程，培养学生自主学习和自我发展的基本能力，能够适应不断变化的社会发展和医疗改革需求。通过近几年医学生临床实践技能和综合能力培养的改革，我院临床医学学生的国家执业医师考试一直保持较高的通过率，且稳中有升，同时医学生的就业率一直保持在99%以上，学生的临床技能和综合素质受到用人单位的广泛好评。

以科学发展观为指导，与时俱进，以教育思想改革为先导，深刻理解高等医学教育内涵，这样才能培养适应医学模式转变和我国社会主义现代化建设需要的，具有扎实的基础理论、基本知识和基本技能，从事临床工作及科研的高级医学人才，以适应社会需要。只有加强现代化教学，系统规划课程体系、教学内容、培养模式的改革，探索新的教学方法、教学手段和考核方式，合理构筑学生的知识、能力、素质结构，才能全面提高医学专业对市场的适应性和毕业生质量。通过对学生综合素质的教育[9]和临床实践技能的培训，使医学生在临床实践技能和综合知识方面均得到提高和强化，在校期间就掌握了较全面和扎实的临床操作技能和医学综合知识,同时紧紧围绕国家执业医师考试,让学生提前熟悉和适应,无疑对学生一年后参加执业医师考试有极大的益处,从而提高通过率,也有利于将来的临床工作和服务于社会。

【参考文献】

[1] 教育部,卫生部.本科医学教育标准——临床医学专业(试行)[Z].2008.

[2] 张肇达,周同甫.全球医学教育最低基本要求[M].北京:高等教育出版社,2002.

[3] 张晓兰,李晓松,万学红,等.医学毕业生对"全球医学教育最基本要求"相关教学内容的意见[J].中国高等医学教育,2003(1):5-8.

[4] Zhang X, Li X, Wan X, et al. Attitudes of Chinese Medical Students Toward the Global Minimum Essential Requirements Established by the Institute for International Medical Education[J]. Teach Learn Med,2004,16(2):139-144.

[5] 刘红,江渝,陈幸华,等.医学生临床综合能力培养的探讨[J].西部医学,2008,20(1):220-221.

[6] 程江,朱红,严文华.实习期医学生临床综合能力培养[J].江苏卫生事业管理,2008,19(1):53-54.

[7] 刘理,杜火盛,杜华.加强医学生临床综合能力培养的探讨[J].中国高等医学教育,2007(3):97-98.

[8] 曹景花,李振锋,李乃娥.医学生临床综合能力培养的创新实践与研究[J].中国高等医学教育,2007(11):88-89.

[9] 钱金方.医学生临床综合能力培养的探索[J].医学教育探索,2006,5(2):134-135.

(林　红)